AF224910

ÉTUDES SUR LES MALADIES DES YEUX

COMPRENANT

L'HYGIÈNE
DE LA VUE,

OU

CONSEILS

SUR LA CONSERVATION ET L'AMÉLIORATION DES YEUX,

S'adressant à toutes les classes de la société

et en particulier

AUX MÈRES DE FAMILLE,

Aux Hommes d'État, aux Gens de lettres

ET A TOUTES LES PERSONNES

QUI SE LIVRENT AUX TRAVAUX DE CABINET;

suivie d'un travail sur les

OPHTHALMIES TRAUMATIQUES

et d'appréciations pratiques sur

LA CATARACTE,

Par le Docteur AL. MAGNE,

Chevalier de la Légion-d'Honneur, Médecin-Oculiste de S. A. le Prince Murat,
de S. E. le Ministre des affaires étrangères, des Crèches du département
de la Seine et du Bureau de bienfaisance du 1er arrondissement,
Professeur particulier de clinique oculaire, Vice-président de la
Société de médecine pratique, Membre correspondant de
l'Institut de Valence (Espagne), etc., etc.

DEUXIÈME ÉDITION.

Voulez-vous détruire le charlatanisme?
Ouvrez à deux battants le sanctuaire de la science.

A. M.

UN VOLUME IN-8°. Prix : 6 fr. et 7 fr. 50 c. *franco* par la poste.

Chez :
- L'Auteur, 3, rue Louis-le-Grand,
- J.-B. Baillière, 19, rue Hautefeuille,
- Victor Masson, 17, place de l'École-de-Médecine.

La première édition de cet ouvrage a été honorée de la souscription
de M. le Ministre de l'Instruction publique.
Plusieurs journaux de médecine ont rendu compte, avec les plus

grands éloges, du TRAITÉ D'HYGIÈNE DE LA VUE, et entre autres *l'Abeille médicale, la Gazette des hôpitaux* et *la Gazette médicale*.

M. Magne est de ceux qui ne veulent pas que la science soit limitée à un petit nombre d'hommes spéciaux ; les vérités qu'il expose sont présentées avec une clarté et une méthode qui en rendent l'appréciation facile, et dès lors plus générale, talent bien peu commun et pourtant si précieux, surtout quand on parle aux hommes de leurs intérêts les plus chers.

Voici, du reste, la table des matières contenues dans ce volume, qui, ne peut donner qu'une idée imparfaite de la richesse de détails dont il abonde :

CHAPITRE PREMIER. — DE L'OCULISTIQUE EN GÉNÉRAL.

CHAPITRE II. — DES SENS EN GÉNÉRAL ET DU SENS DE LA VUE EN PARTICULIER.

CHAPITRE III. — ANATOMIE DE L'APPAREIL OCULAIRE.

CHAPITRE IV. — DE LA VISION.

CHAPITRE V. — EXPOSÉ GÉNÉRAL DES CAUSES QUI TENDENT A AFFAIBLIR OU DÉTRUIRE LA VUE.

CHAPITRE VI. — DE LA MYOPIE OU VUE COURTE.

CHAPITRE VII. — DE LA PRESBYOPIE OU PRESBYTIE, OU VUE LONGUE.

CHAPITRE VIII. — DU STRABISME.

CHAPITRE IX. — CONSEILS HYGIÉNIQUES CONCERNANT TOUTES LES CLASSES DE LA SOCIÉTÉ, ET EN PARTICULIER LES HOMMES D'ÉTAT, LES GENS DE LETTRES, ET TOUTES LES PERSONNES LIVRÉES AUX TRAVAUX DE CABINET.

CHAPITRE X. — DES SOINS QU'EXIGENT LES YEUX DES ENFANTS.

CHAPITRE XI. — DES SOINS QUE RÉCLAMENT LES YEUX DES VIEILLARDS.

CHAPITRE XII. — DES LUNETTES, CONSERVES, LORGNONS, ETC.

CHAPITRE XIII. — DES ACCIDENTS QUE DÉTERMINENT DANS L'ŒIL LES CORPS ÉTRANGERS.

CHAPITRE XIV. — DE LA CATARACTE.

Ouvrages et Mémoires publiés par le même auteur.

De l'Amaurose ou goutte sereine.	De la Capsulite.
De la Cataracte noire.	De la Cataracte pierreuse.
Des taches de la Cornée, généralement désignées sous le nom de Taies.	Ophthalmies traumatiques.
	Conseils aux personnes qui ont recours à l'art de l'opticien.
De l'Enchantis.	De la cure radicale de la Tumeur
Des trois lumières de l'œil.	et de la Fistule lacrymales.

Typographie de E. et V. PÉNAUD frères, rue du Faub.-Montmartre, 10.

HYGIÈNE

DE LA VUE.

PARIS. — TYPOGRAPHIE DE E. ET V. PENAUD FRÈRES,
10, rue du Faubourg-Montmartre.

ÉTUDES SUR LES MALADIES DES YEUX

COMPRENANT

L'HYGIÈNE
DE LA VUE,

OU

CONSEILS

SUR LA CONSERVATION ET L'AMÉLIORATION DES YEUX,

S'adressant à toutes les classes de la société

et en particulier

AUX MÈRES DE FAMILLE,

Aux Hommes d'État, aux Gens de lettres

ET A TOUTES LES PERSONNES

QUI SE LIVRENT AUX TRAVAUX DE CABINET;

suivis d'un travail sur les

OPHTHALMIES TRAUMATIQUES

et d'appréciations pratiques sur

LA CATARACTE,

PAR LE DOCTEUR **AL. MAGNE,**

Chevalier de la Légion-d'Honneur, Médecin-Oculiste de S. A. le Prince Murat,
de S. E. le Ministre des affaires étrangères, des Crèches du département
de la Seine et du Bureau de bienfaisance du Ier arrondissement,
Professeur particulier de clinique oculaire, Vice-président de la
Société de médecine pratique, Membre correspondant de
l'Institut de Valence (Espagne), etc., etc.

DEUXIÈME ÉDITION.

Voulez-vous détruire le charlatanisme?
Ouvrez à deux battants le sanctuaire de la science.

A. M.

PARIS.

J.-B. BAILLIÈRE,	**VICTOR MASSON,**
19, RUE HAUTEFEUILLE;	17, PLACE DE L'ÉCOLE-DE-MÉDECINE.

1854

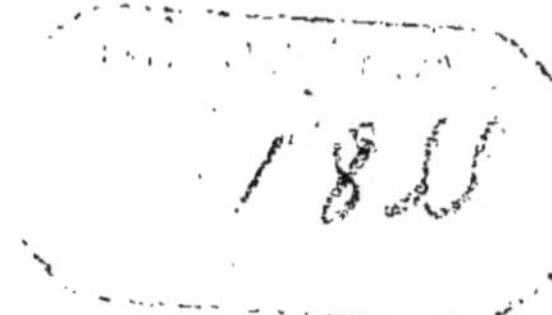

A SON EXCELLENCE,

Monsieur DROUYN DE LHUYS,

MINISTRE DES AFFAIRES ÉTRANGÈRES,
GRAND'CROIX DE LA LÉGION-D'HONNEUR, ETC., ETC., ETC.

Hommage

de mon respectueux attachement

et de ma reconnaissance.

AL. MAGNE.

PRÉFACE.

Principiis obsta, sero medicina paratur,
Cum mala per longas involuere moras.

Tout le monde connaît ces deux vers, et cependant combien sont peu nombreux les hommes qui en font leur profit ! Les conseils que ce livre renferme développent le précepte du poëte, un peu longuement, il est vrai ; mais doit-on jamais craindre de trop insister alors qu'il s'agit du premier élément de bonheur ici-bas ?

Un oculiste anglais avait jadis fait graver sur les panneaux de sa voiture, ces paroles fort peu modestes d'ailleurs, mais empreintes d'une

grande vérité : « Qui lucem dat, vitam dat. »
N'a-t-il pas en effet déjà un pied dans la tombe,
celui qui, comme Delille et Milton, se trouve
plongé vivant dans la nuit éternelle !

. . . .
Mais, hélas ! à mes yeux la lumière est ravie.
En vain leur globe éteint et roulant dans la nuit
Cherche aux voûtes des cieux la clarté qui me fuit ;
Tu ne visites plus ma débile prunelle.
. . . .
Les ans, les mois, les jours, par une sage loi,
Tout revient ; mais le jour ne revient pas pour moi[1].

Comment se fait-il qu'en général on traite si
légèrement un sens aussi précieux que celui
de la vue ? Une pareille négligence provient,
suivant nous, de deux causes : de l'insouciance
inhérente à notre nature tant que le mal ne
menace pas de nous frapper prochainement ;
de la rareté des ouvrages médicaux mis à la
portée de toutes les classes de la société : les
médecins écrivent trop peu pour le monde. De
ce que la mode, qui s'insinue partout, a envahi
les journaux sous forme de feuilletons inter-

[1] Le *Paradis perdu*, de Milton, traduction de Delille.

minables, on aurait tort de croire que l'esprit de notre nation ne s'applique qu'à des choses futiles ; ce caprice passera comme tant d'autres, mais le culte des sciences demeurera parmi nous. L'agriculture et le commerce ont fait des progrès immenses ; l'économie politique a rencontré des esprits qui l'ont exposée avec un merveilleux talent ; les hommes du monde possèdent tous aujourd'hui quelques notions d'histoire naturelle. Assurément, à aucune époque, la somme des connaissances ne fut aussi grande ; la médecine seule semble craindre de laisser franchir son sanctuaire. Et cependant, si les gens du monde étaient quelque peu initiés à notre science, le nombre des charlatans diminuerait singulièrement.

En commençant ce travail, je m'étais proposé tout d'abord de me renfermer dans une série de conseils relatifs à la conservation de la vue ; mais, pénétré de l'idée que je viens d'exprimer, j'ai cru que mes avis offriraient d'autant plus d'intérêt que les diverses parties de l'appareil oculaire seraient mieux connues ; comment, en effet, dire aux myopes : Votre infirmité tient à une convexité trop grande de la cornée, du cristallin, etc., s'ils n'ont acquis préalablement quelques notions sur ces organes ? J'ai donc consacré un chapitre à l'anatomie et à la physiologie de l'appareil oculaire.

Certaines affections de l'œil méritaient d'être décrites en particulier : ainsi, la myopie, la presbyopie, le strabisme; j'ai écrit sur chacune de ces infirmités des pages dans lesquelles on trouvera un exposé des causes qui les produisent et des moyens à employer, soit pour prévenir le mal, soit pour le combattre. Les mères de famille, que concerne surtout l'article Strabisme, seront heureuses d'apprendre qu'à l'aide de soins vigilants, leurs enfants échapperont à la nécessité d'une opération, opération grave, mais pourtant, il faut bien l'avouer, jugée par moi avec une excessive sévérité. Toujours prêt à signaler l'erreur, je suis aussi toujours disposé à reconnaître et à signaler le progrès. Que M. le docteur Jules Guérin me permette donc de le remercier des beaux résultats qu'il a obtenus, et qu'il a bien voulu me communiquer. Grâce à cet habile chirurgien, des destinées plus heureuses sont réservées à l'opération du strabisme.

J'ai cru devoir consacrer un chapitre à l'étude des accidents résultant des corps étrangers en contact avec le globe oculaire ; les jeunes chirurgiens ne seront pas fâchés de rencontrer ces quelques jalons, sur un terrain qui est à peine connu.

On me reprochera peut-être d'avoir introduit dans ce livre une description de la cataracte, avec laquelle l'hygiène ne présente que bien peu de rapports. Plusieurs motifs m'ont empêché de garder le silence sur cette cause si fréquente de cécité. En premier lieu, dans un ouvrage ayant pour but l'hygiène de la vue, je ne pouvais me dispenser de signaler les professions qui exposent à la cataracte, et les excès qui l'engendrent prématurément; puis, les idées erronées qui ont cours dans le public sur la nature, sur le siége de cette maladie, et les tentatives sans cesse renaissantes d'effrontés charlatans, promettant de la guérir sans opération, formaient des motifs suffisants pour me déterminer à exposer aux hommes du monde des connaissances qui semblaient au premier abord devoir être confinées dans un traité de pathologie oculaire.

Je vais au-devant d'un autre reproche qui ne manquera pas de m'être adressé. On me contestera sans doute l'utilité du chapitre qui traite de l'oculistique en général. Cet aperçu historique, je l'avoue, figurerait mieux dans un livre consacré à la médecine et à la chirurgie oculaires. Il était destiné à servir d'introduction au Dictionnaire ophthalmologique auquel je travaille depuis plusieurs années. Mais les manuels, les monographies et les traités d'oculistique fourmillent de toute part, se répétant les uns les autres : les médecins en sont saturés ;

chaque oculiste ou se disant tel, après quelques mois de non pratique, se croit obligé d'imprimer un traité des maladies des yeux, qu'il connait à peine de nom. En outre, ma pratique de chaque jour ayant déjà modifié plus d'une fois des idées que je croyais bien arrêtées, je me suis vu dans la nécessité d'ajourner la publication de ce grand travail.

Et cependant, l'importation en France des idées allemandes qui, selon moi, tendent à conduire l'ophthalmologie dans une fausse route, les reproches injustes adressés aux oculistes français par un médecin d'outre-Rhin, méritaient une double réfutation que je n'ai pas cru devoir retarder. D'ailleurs, je m'adresse ici à mes confrères autant qu'aux gens du monde, et mes confrères ne liront peut-être pas sans intérêt le chapitre destiné à combattre les opinions erronées des Allemands[1]. Quant aux per-

[1] Je dis erronées, et sur un sujet aussi grave, je peux m'appuyer de l'opinion d'un homme qui devait être l'une des gloires de la science, et dont nous pleurons aujour-

sonnes étrangères à nos débats scientifiques, et auxquelles nos critiques offriraient peu d'attrait, elles n'apprendront pas sans quelque satisfaction que les premiers travaux d'oculistique sont dus à la chirurgie française.

Assurément, les objections que je viens de mentionner ne sont pas les seules auxquelles je

d'hui la perte : M. le professeur A. Bérard m'écrivait il y a neuf ans :

« Je voudrais être à même de vous édifier sur l'existence de la choroïdite, mais il y a déjà longtemps que dans une de nos leçons cliniques, à l'hôpital de la Pitié, j'ai fait une profession de foi qui a quelque analogie avec la vôtre. Après avoir décrit, comme nous les connaissons tous, les inflammations de la conjonctive, de la cornée, de l'iris, je suis devenu plus circonspect à l'endroit de la sclérotique, du cercle ciliaire, et de la capsule du cristallin. Quant à l'inflammation des parties plus profondes, j'en ai admis rationnellement l'existence, mais je me suis empressé d'ajouter que les parties étant soustraites à notre inspection, et les autopsies nulles ou à peu près, puisqu'on ne meurt jamais de ces inflammations isolées, je considérais comme purement spéculatives les descriptions qui ont été données par quelques auteurs, de la choroïdite, de la rétinite, etc... Cela ne m'a pas empêché de signer un article RÉTINITE dans le *Dictionnaire de médecine*, quoique les idées qu'il renferme soient passibles des objections si fondées que vous adressez à la choroïdite; etc. »

doive m'attendre ; si riches que nous soyons de notre propre fonds, nous avons toujours besoin d'emprunter. Aussi, accueillerai-je avec reconnaissance les observations qu'on voudra bien m'adresser, l'amour-propre d'auteur s'effaçant tout entier devant une considération bien autrement importante : l'intérêt de l'humanité.

HYGIÈNE
DE LA VUE.

CHAPITRE PREMIER.

DE L'OCULISTIQUE EN GÉNÉRAL.

A une époque heureusement éloignée de nous, l'oculistique était le domaine exclusif du premier charlatan, vendeur d'une pommade décorée d'un nom plus ou moins pompeux. Plus tard, et il n'y a pas encore fort longtemps de cela, les statuts des chirurgiens de Paris conférèrent, à tout homme qui subissait un examen théorique et pratique sur les maladies oculaires, le titre d'expert pour les yeux, sans pouvoir y joindre celui de chirurgien. Le charlatanisme d'abord, puis la routine; c'est ainsi que l'oculistique s'est traînée durant des siècles.

Telle est l'origine, je n'en doute pas, de la défaveur qui accompagne de nos jours certains

praticiens livrés exclusivement à l'ophthalmologie, avec le titre d'oculiste. Pour justifier
ces préventions, on a dit que l'homme spécial,
portant ses recherches sur un seul point de la
science, ne pouvait profiter des notions générales de médecine et de chirurgie; on l'a comparé à une branche séparée du tronc et incapable de porter des fruits; on a dit aussi que
les grands et beaux travaux de l'ophthalmologie n'étaient pas dus aux oculistes, tout au
plus bons pour inventer des collyres, mais bien
aux savants chirurgiens qui imprimaient le
même élan à la science tout entière.

Ces accusations sont dénuées de fondement;
il n'y a pas plus de rapport entre l'oculiste qui
débitait jadis ses onguents et les oculistes de
notre époque, qu'il ne saurait en exister entre
l'oculistique d'alors et la science de nos jours.
Aussi, Maître-Jan, Pellier de Quengsy, de Saint-
Yves, etc., qu'on revendique parmi les grands
chirurgiens, sont de véritables oculistes, dans
l'acception juste du mot; de Saint-Yves porte
le titre d'oculiste de Saint-Côme. Autrefois on
ne choisissait cette branche de l'art de guérir
que par l'incapacité où l'on se sentait de s'a-
donner à l'exercice complet de la médecine;

actuellement, celui qui se destine aux maladies des yeux est pourvu de son diplôme de docteur, il a puisé dans les sources générales les grands principes qui doivent le diriger ; il ne devient excellent oculiste que parce qu'il est bon chirurgien.

A Dieu ne plaise que je veuille faire ici l'apologie de certains hommes, indignes du titre de médecin, et poussés par une cupidité honteuse ; non, mais quand je défends les spécialités, c'est que je suis profondément convaincu de leur utilité. L'Allemagne, l'Angleterre, la Prusse, la Russie elle-même sont pourvues de vastes établissements, uniquement consacrés à l'ophthalmologie, et cette création a tourné à la fois au profit des malades et à celui de la science. Les spécialistes se sont donc crus en droit de penser qu'ils avaient rendu quelques services à la chirurgie, et il me semble que leurs prétentions n'étaient pas téméraires. Pourtant il s'est trouvé un professeur de la Faculté de Paris, qui, dans une critique injuste et de mauvais goût, s'est permis de s'écrier qu'il fallait du courage pour soutenir une telle opinion. Si j'avais l'intention de répondre sur le ton de ce savant professeur, je lui dirais que pour émettre l'opinion contraire, il faut être encyclopédiste. « Qui trop embrasse mal étreint; » ce mot est vieux, mais il n'a pas vieilli. Mackensie, dont on vante l'ouvrage, n'est pas un oculiste, a ajouté le professeur dont nous parlons, et cela dans le but de prouver que l'ophthalmologie ne doit rien aux oculistes et n'a progressé qu'à l'aide des chirurgiens. Je tiens à ce que M. Mackensie lui-même réfute M. Velpeau. Il porte en tête de ses œuvres les titres de chirurgien oculiste de S. M. B., de professeur d'ophthalmologie à l'université de Glascow, et de chirurgien de l'hôpital ophthalmique de la même ville. Voilà bien à coup sûr l'oculiste parfait, le vrai spécialiste. Mon Dieu! il ne m'arrivera jamais de toucher aux gloires chirurgicales; je me garderai bien d'oublier les services que les chirurgiens ont rendus; mais aussi, puisque l'on tient à nous faire une part toute petite, qu'on ne nous retranche rien de ce qui nous appartient à bon droit. Je suis bien persuadé que le savant professeur était de bonne foi en parlant de M. Mackensie; mais son intelligence s'exerce sur trop de questions pour qu'il puisse savoir ce que le plus modeste oculiste n'ignore pas. Ainsi, à propos des opérations sur les yeux, il dit que la cataracte par abaissement revendique Pott, Scarpa, Dupuytren, et que celle par extraction est attachée aux noms de Richter, Wenzel, Boyer et Roux. D'accord ; mais un oculiste sait de plus que ce sont ses confrères les oculistes qui, les premiers, reconnurent le véritable siége de la cataracte, que les chirurgiens ignorèrent pendant des siècles ; il sait aussi que la première opération par extraction pratiquée à Paris, le fut par un oculiste ; et enfin, plus généreux que le savant professeur, au lieu de diminuer la part des chirurgiens, il cherche à l'agrandir, en ajoutant aux noms de Pott, Scarpa et Dupuytren, que revendique l'abaissement, le nom de Sanson oublié.

Du reste, si les oculistes avaient besoin de se défendre, ils trouveraient un excellent avocat dans un auteur que tout le monde connaît et qu'on n'accusera pas de partialité ; cet avocat, c'est Bichat, dont voici le plaidoyer : « L'universalité des connaissances humaines dans le même individu est une chimère ; elle répugne aux lois de l'organisation, et si l'histoire nous offre quelques génies extraordinaires, jetant un éclat égal dans plusieurs sciences, ce sont autant d'exceptions à ces lois. Que sommes-nous, pour oser poursuivre sur plusieurs points la perfection qui, le plus souvent, nous échappe sur un seul? »

Les spécialités, quoi qu'on dise, quoi qu'on fasse, sont une des croyances, un des besoins de l'esprit humain, et loin de les blâmer, on devrait, dans l'intérêt de la science, encourager les hommes qui se livrent à des études approfondies d'une branche de l'art de guérir; études que le praticien ordinaire ne pourra jamais pousser si loin, ni au même degré de perfection. Quant à moi, je m'honorerai toujours d'un titre que le célèbre de Saint-Yves a porté avec tant d'éclat.

J'ai dit la part qui est faite chez nous à l'oculiste; passons maintenant à celle que font à l'oculistique française les médecins étrangers.

Vers la fin du siècle dernier, on a posé en Allemagne les fondements d'une nouvelle doctrine ophthalmologique, qui compte comme partisans la plupart des médecins du nord de l'Europe. Pour propager cette doctrine et essayer de l'accréditer parmi nous, on a écrit que « l'étude des maladies des yeux était singulièrement négligée en France, le pays natal des Maître-Jan, des Daviel et des Pellier ; qu'on allait faire tous ses efforts pour éclairer cette science et lui faire reprendre le rang qu'elle mérite, parmi les parties de l'art de guérir, en France, la première patrie où elle a été créée par les de Saint-Yves, les Janin, les Maître-Jan, » etc.

J'apprécierai dans un aperçu général la valeur des doctrines germaniques ; mais auparavant je tiens à constater quelle part les chirurgiens français peuvent revendiquer au XIXe siècle dans les travaux d'oculistique : ce sera ma seule réponse à cette accusation de « singulière négligence, » et pour qu'on puisse faire un parallèle, je commencerai par tracer en peu de mots l'état de l'ophthalmologie en France, depuis le XVIe siècle, époque de sa fondation, jusqu'à la fin du XVIIIe, à partir duquel on dit que nous avons décliné.

Cent vingt-deux ans avant l'apparition des auteurs que le disciple de Bëer regarde comme les fondateurs de l'oculistique, cet art avait été créé en France. C'est en 1585 que Guillemeau, son véritable créateur, publia ses recherches dans le livre qu'il intitule : Traité des maladies de l'œil, au nombre de 113. Si l'on se reporte au temps où ce livre a été écrit, on admire le talent d'observation que l'auteur a déployé, et l'on est forcé de convenir que c'est au xvi° siècle, et non au xviii°, qu'il faut rapporter le premier ouvrage réellement instructif et méthodique sur les maladies des yeux.

Je ne prétends pas dire qu'avant Guillemeau, il n'ait été nullement question des affections de l'organe de la vue. Hérodote, en effet, nous apprend que Cyrus porta la guerre en Egypte, parce que le roi Amasis avait refusé de lui envoyer un célèbre oculiste de cette contrée; dans les œuvres attribuées à Hippocrate se trouve un traité *De visu;* l'école d'Alexandrie nous a transmis ses formules et ses nombreux collyres; Celse nous donne des détails sur quelques opérations relatives à l'œil; Galien s'est aussi occupé de cette branche de chirurgie; parmi les Arabes, Rhazès et Albucasis méritent d'être cités : le premier a laissé des documents sur le traitement de la fistule lacrymale; le second sur la cataracte et les tumeurs cystiques des paupières; quant au moyen âge, si quelques progrès s'y font remarquer, c'est en décadence.

L'ophthalmologie a donc été sortie de l'empirisme et transformée en art par Guillemeau ; j'ai donc eu raison de l'en dire le créateur, bien que Crassus et Ambroise Paré, son maître, lui eussent aplani le chemin ; les conseils donnés par ce dernier sur l'opération de la cataracte prouvent qu'elle lui était familière : « Faut abbattre la cataracte, dit-il, en commençant par la partie supérieure, la tournant tout doucement par le milieu, et l'abbaisser au bas de l'œil et tout entière s'il est possible. En estant ainsi abbaissée, la luy faut laisser, la tenant sujette de l'aiguille, par l'espace de dire une patenostre ou environ, de peur qu'elle ne remonte, et pendant, faire mouvoir vers le ciel l'œil au malade, puis faut retirer l'aiguille en haut, peu à peu, en la tournant, et encore, ne la tirant du tout hors de l'œil, à cause que si la cataracte remontait, il faudrait de rechef, la rabbattre vers le petit canthus, tant de fois qu'elle y demeure. »

De 1585 à 1694, l'ophthalmologie avance avec lenteur ; c'est en cette année cependant que Ph. de Lahire fait paraître son traité des accidents de la vue, seul ouvrage à citer pour cette époque, qui, du reste, ne manque pas de bons praticiens se ressentant de l'impulsion

donnée par Guillemeau. Il faut arriver au
xviiie siècle pour comprendre toute la part qui,
dans les progrès de l'oculistique, revient à la
patrie où cet art est né. Maître-Jan, de Saint-
Yves, Deshayes-Gendron, Janin, Pellier de
Quengsy, l'abbé Desmonceaux, s'empressent à
l'envi d'apporter leur tribut à ce siècle qui devait fournir tant de célébrités en tout genre.
En 1707, Maître-Jan raconte, dans un style
simple et naïf, comment il a été conduit à penser que c'est le cristallin qu'on abaisse dans
l'opération de la cataracte. Ses œuvres, impri-
mées à Troyes, et publiées en un volume in-4°,
sous le titre de Traité des maladies de l'œil et
des remèdes propres à leur guérison, le sont
quinze ans plus tard à Paris, et le volume in-12,
qui date de 1722, est entre les mains de tous
les oculistes. La même année vit paraître un
petit ouvrage que l'on considère encore aujour-
d'hui comme une des productions les plus remarquables du temps ; c'est le Nouveau traité
des maladies des yeux, de Charles de Saint-
Yves, le premier qui ait osé porter sur l'œil le
nitrate d'argent. Le Traité des maladies des
yeux de Guérin, moins connu, quoique bien
écrit et bien pensé, date de 1769. Un an après,

Deshayes-Gendron écrivait sur les opérations qui sont du ressort de l'ophthalmologie. Les mémoires et observations anatomiques, physiologiques et physiques, de Janin donnèrent, en 1772, les résultats d'une longue observation et d'une excellente pratique chirurgicale. Un ouvrage spécial pour le manuel opératoire était encore à désirer; il était réservé à Pellier de Quengsy déjà auteur d'un traité sur les maladies qui attaquent l'œil, de donner, en 1787, un précis ou cours d'opérations sur la chirurgie des yeux. La découverte de Maître-Jan avait donné l'idée d'une nouvelle méthode applicable à la cataracte, et ce fut encore un Français, ce fut Daviel, qui mit pour la première fois en usage, à l'Hôtel-Dieu, l'opération par extraction.

Autour des noms de tant d'oculistes célèbres, quels autres noms ne pourrions-nous pas encore grouper! Les Lecat, les Anel, les J.-L. Petit, etc., appliquent leur génie à des points laissés jusqu'alors dans l'obscurité, et contribuent puissamment aux progrès de la chirurgie oculaire. En résumé, créée en France au XVI° siècle, à peu près stationnaire pendant le XVII° siècle, l'ophthalmologie prend son essor et brille au XVIIIe siècle d'un éclat qui ne nous laisse rien à envier aux étrangers.

Cette science, que nos devanciers nous avaient faite si belle, cette science à la formation et au développement de laquelle les grands chirurgiens avaient coopéré, le XIXe siècle l'a-t-il donc, comme on l'a écrit, injustement négligée? Est-il vrai que nous ayons besoin qu'un médecin allemand vienne chez nous pour l'éclairer et lui faire reprendre le rang qu'elle mérite parmi les parties de l'art de guérir? Consultons l'histoire de nouveau, voyons tous les renseignements qu'elle peut nous fournir jusqu'au jour où nous parlons, car, pour nous, hier est encore de l'histoire. Les dates sont trop fraîches pour prendre la peine de les rappeler, elles ne seraient d'ailleurs d'aucune utilité; les noms suffiront. D'abord le baron de Wenzel, dans son Manuel de l'oculistique, ou Dictionnaire ophthalmologique, réunit une anatomie de l'œil, une description des maladies auxquelles cet organe est sujet, et un traité des opérations qui lui sont applicables; c'est un recueil apprécié de tous les praticiens, et dont le mérite et l'utilité ne seront point contestés. Les observations de

M. Gondret, les traités de Demours, résultat de plus d'un demi-siècle d'expérience puisée dans sa pratique et dans celle de son père, annoncent au moins une grande persévérance et une longue observation, pour quiconque ne veut pas y voir davantage. Quant à moi, habitué que je suis dès longtemps à lire avec fruit les ouvrages de Demours, je n'hésite pas à les regarder comme une production de grande valeur. MM. Carron du Villards, Furnari, J. Cloquet, Velpeau, Stœber, Pétrequin, et beaucoup d'autres, publient, depuis des années, le fruit de leur expérience et de leur observation. La clinique chirurgicale de Dupuytren fourmille de faits ophthalmologiques, et le propre de ce grand chirurgien fut de féconder toutes les parties de la science qu'il toucha.

Enfin, par-dessus tous ces noms, celui d'un homme qui a rendu de signalés services à la chirurgie oculaire, et par son enseignement et par ses écrits : une clinique ophthalmologique fondée à l'Hôtel-Dieu, donnant, dès son origine, des résultats brillants, qui méritèrent plus d'une fois au savant professeur les éloges et les remercîments de l'administration; transportée à l'hôpital de Notre-Dame-de-Pitié, vé-

ritable pépinière d'une foule de chefs de clinique, tous élèves du grand maître, et parmi
lesquels MM. Bourjot et Caffe sont devenus
des oculistes distingués, voilà pour l'enseignement; des monographies complètes sur les
maladies des yeux, se succédant de 1829 à
1836, dans le Dictionnaire de médecine et de
chirurgie pratiques, la découverte des trois
lumières, que M. Cruveilhier appelle le plus
beau fait clinique qui existe, et dont l'influence
est si grande dans le diagnostic différentiel de
certaines maladies des yeux, l'exposé de la
cautérisation circulaire, etc., voilà pour les
écrits. Plus tard, on comprendra mieux quelle
a pu être l'influence de Sanson sur les progrès
de l'ophthalmologie; et dans les travaux qu'on
doit déjà aux chirurgiens sortis de son école,
et dans ceux qu'ils se proposent de publier,
Sanson peut revendiquer sa part de gloire.
J'insiste sur les services rendus par mon maître, parce qu'en effet il marche à la tête des
oculistes du XIXe siècle, et qu'il en est le meilleur représentant.

Et maintenant, nul ne me contestera le droit
de dire : Non, l'ophthalmologie n'est pas négligée en France; le XIXe siècle est le digne suc-

cesseur du xviiie; l'héritage que nous avions reçu est tombé entre les mains d'hommes capables de le faire fructifier, et aujourd'hui, pas plus qu'il y a cinquante ans, nous n'avons rien à envier aux étrangers.

J'ai répondu aux reproches qu'on a adressés à la chirurgie française, bien légèrement et bien injustement, qu'on me permette de le dire ; examinons actuellement quelles sont les idées que l'on a voulu mettre à profit pour « éclairer » chez nous l'ophthalmologie.

Exploitant les opinions de Barth, son prédécesseur de quelques années, Bëer jetait à la fin du xviiie siècle les fondements d'une théorie particulière qui devait prodigieusement fructifier, en Allemagne, sous la protection des Smith, Weller, Benedict, Rosas, Joëger Jüngken, et qui se recommande, en Angleterre, de Wardropp, Makensie, etc. Le Danemark lui fournit aussi des partisans. C'est cette œuvre de Bëer répandue peu à peu dans le nord de l'Europe, qui a été apportée chez nous dans ces derniers temps, revue, corrigée et considérablement augmentée et embrouillée.

Les chirurgiens français n'avaient pas attendu qu'un volume fût publié à Paris, sur les

ophthalmies considérées au point de vue allemand ; un recueil de faits nombreux les avait
autorisés à attaquer, comme erronés, les principes de l'école de Bëer. Sanson les avait déjà
combattus dans son article Ophthalmie, du Dictionnaire de médecine et de chirurgie pratiques ; mais le cadre de ces sortes d'ouvrages
est toujours restreint ; l'espace lui manquait,
comme il le dit lui-même, pour débattre suffisamment la question, et il a dû nécessairement
passer avec rapidité sur ce sujet, se réservant
de plus amples explications dans les leçons qu'il
faisait tous les samedis à la Pitié. Depuis, un
élève de M. Velpeau, M. Jeanselme, et M. Velpeau lui-même ont examiné en détail les théories allemandes, le premier dans son Manuel
pratique, le second dans le Répertoire général
des sciences médicales.

Cependant, « comme l'esprit humain est tou-
« jours le même, et que l'on peut juger de ce
« qu'il sera par ce qu'il a été, » on devait s'attendre qu'en France, comme partout ailleurs,
le système de Bëer trouverait, sinon des admirateurs, au moins des partisans, puisque les
systèmes en ont toujours trouvé ; c'est ce qui
a eu lieu en effet, et c'est pourquoi je me décide

à dire quelques mots sur ce système. Je ne me propose pas de discuter en détail toutes les parties attaquables des doctrines allemandes, aussi bien je crois cette peine inutile; quand j'aurai démontré, comme j'espère le faire, toute l'erreur des premiers principes auxquels viennent se rallier les autres idées, chacun comprendra sans peine que le point de départ choisi étant erroné, tout ce qui en est la conséquence doit s'en ressentir. Deux faits principaux distinguent, si je ne me trompe, l'école de Bëer et de ses prosélytes : 1° toutes les affections de l'organe de la vision sont classées d'après la méthode naturelle; 2° chaque espèce d'ophthalmie se distingue par des signes matériels pris dans l'œil, et qui varient non-seulement suivant que tel ou tel tissu en est le siége, mais encore suivant que tel ou tel agent spécial l'a causée.

Cette méthode naturelle, cette classification dont l'idée n'est pas neuve, et qui a échoué entre les mains de Sauvages et de plusieurs autres, offre des résultats qui sont singulièrement utiles en botanique, en zoologie, etc.; mais ce qui est pour l'histoire naturelle un sujet de clarté, devient en médecine un fait impossible. Ranger les êtres en classes, divisées elles-mêmes en plusieurs ordres, auxquels on rapporte un certain nombre de genres présentant tous les caractères de la classe et de l'ordre auxquels ils appartiennent; subdiviser, toujours dans le même sens, pour les espèces et les variétés, c'était assurément une belle conception; mais la condition sine qua non, c'est que ces caractères soient invariables, de manière à donner de l'objet une idée telle, qu'on puisse le distinguer toujours de tout ce qui n'est pas lui; l'histoire naturelle renferme ces conditions.

Mais ces caractères fixes et invariables, sans lesquels point de classification, les retrouvons-nous en médecine? Je ne chercherai pas à prouver que non, car le propagateur des doctrines de Bëer en France écrit lui-même que ces caractères sont plus ou moins perceptibles à nos sens; qu'ils subissent, pendant la durée de la maladie, des modifications plus ou moins constantes. Et d'ailleurs si beaucoup de maladies, telles que l'inflammation, l'hypertrophie, l'atrophie, etc., sont communes aux diverses parties qui constituent le corps humain, il en est aussi de particulières à chaque organe, tenant à la structure de l'organe, et n'ayant pas

de rapport avec les maladies des autres parties.
La condition indispensable pour établir une
méthode naturelle, à savoir : une réunion de
caractères invariables, manque donc totalement
en médecine; ce n'est pas tout : appliquée à
l'étude des maladies des yeux, la classification,
d'après l'extension qu'on lui a donnée, ne tend
qu'à entraver les progrès, et à embrouiller ce
qui jusqu'alors avait été clair et précis. Sachant
fort bien que les signes fournis par les maladies ne sont pas fixes et faciles à saisir, que les
modifications qu'ils subissent continuellement
se prêtent peu au cadre nosologique, je ne conçois pas que celui-ci néanmoins ait été adopté.
Etait-il donc indispensable? Eh! mon Dieu,
non. Peu importe, comme l'a dit le célèbre
professeur Chomel, que les maladies soient distribuées méthodiquement ou classées, pourvu
qu'elles soient présentées dans un ordre qui en
rende l'exposition plus facile. Les classifica-
tions ne sont pas indispensables à l'étude de la
pathologie; on s'en est passé fort longtemps.
et il n'est pas bien certain qu'elles aient eu
quelque influence sur les progrès de la science.

Encore, si ce cadre n'eût été qu'inutile, mais
il est devenu fatal; il a fallu chercher pour dis-

tinguer entre les divisions et subdivisions qu'il devait contenir, des différences constantes et perceptibles à nos sens. Or voici ce qui est arrivé : les caractères des maladies (c'est l'auteur des Propositions sur l'ophthalmie qui parle) sont anatomiques, chimiques, négligés et peu connus jusqu'à présent, et physiologiques; ces caractères réunis donnent une idée nette et complète des maladies. Je mets de côté les signes fournis par la chimie, négligés et peu connus (reproche que plus d'un professeur de la Faculté de Paris est loin d'accepter), il nous restera des caractères anatomiques et physiologiques.

Qui ne comprend maintenant le blâme que je viens d'adresser à la classification appliquée aux maladies des yeux? Il fallait, de toute nécessité, de la constance et de la fixité; vous n'avez pu en trouver que dans l'anatomie et la physiologie, et vous vous êtes restreint à ne puiser qu'à ces deux sources des signes qui, suivant les différentes formes sous lesquelles ils se produisent, vous servent, à l'exclusion de tout autre, pour établir une division de quarante et quelques ophthalmies à l'état de simplicité, de variété et de combinaison.

Il a fallu vraiment une imagination bien fé-
conde pour épuiser tous les changements possibles dans la direction des vaisseaux; le système vasculaire de l'œil est devenu tout à la
fois caméléon et protée. Tel arrangement de
vaisseaux a été affecté particulièrement à telle
ophthalmie, et la distingue des autres. D'une
autre disposition, vous avez fait le caractère
pathognomonique d'une autre variété. Ou bien
encore, telle cause spéciale, dites-vous, n'agit
jamais sans déterminer une vascularisation
toujours la même, et quand cette forme se présente, vous la créez ophthalmie spéciale; vous
lui donnez le nom de la cause déterminante, et
cette cause est souvent une affection dont nous
ignorons la nature : témoin l'ophthalmie rhumatismale, ainsi nommée parce que la cause
rhumatisme l'engendrerait.

Qu'est-ce donc que le rhumatisme? Je pense
que, pas plus que moi, le disciple de Bëer n'a
la prétention de définir cette dénomination, que
les pathologistes affectent à une série de maladies toutes différentes entre elles. En effet, les
phlegmasies aiguës ou chroniques des articula-
tions; les douleurs qui occupent le tronc, les
membres, le cœur, le poumon, le foie, l'esto-

mac, les reins, la vessie, les muscles, la peau, lorsque ces douleurs ne sont point accompagnées des autres caractères de l'inflammation, tout cela, pour les auteurs est du rhumatisme. Et si l'état actuel de la science nous offre à ce sujet des données un peu moins vagues, ne voit-on pas que j'y trouve encore des armes qui militent en faveur de mon opinion.

Cette variation dans la disposition des vaisseaux n'était cependant pas difficile à comprendre ; il fallait en demander l'explication à l'anatomie ; quel chaos n'aurait-elle pas évité ! c'est un résultat de texture et non d'une affection spéciale. L'arrangement des vaisseaux de la sclérotique, par exemple, ne ressemble en rien à celui de la conjonctive ; si l'on trouve des vaisseaux flexueux, quand la conjonctive est enflammée, c'est que, normalement, ils affectent cette forme et cette direction dans le tissu de cette membrane ; si la sclérotique est malade, les vaisseaux apparaîtront rayonnés, parce que telle est en effet leur disposition normale dans la sclérotique.

Aussi je me demande comment on a pu croire qu'un tissu étant donné, une cause irritante, agissant sur les vaisseaux qui le traversent, donnera à ces vaisseaux une certaine forme et une certaine direction? L'anatomie et le raisonnement s'unissent pour combattre ces idées, et la pratique elle-même leur donne journellement des démentis. Ainsi, une paillette de fer incrustée dans la cornée, produit instantanément une des dispositions vasculaires spécifiques allemandes; croira-t-on que la cause fer ait quelque chose de spécifique? J'ai vu des enfants nouveau-nés présenter cette disposition rayonnée, indice de l'ophthalmie rhumatismale. Je connais une dame, femme d'un de nos confrères, chez laquelle cette même disposition s'est manifestée plusieurs fois, et a toujours disparu dans l'espace de quelques heures, et je n'ai trouvé, ni chez cette dame, ni chez ces nouveau-nés, rien qu'on puisse rattacher à la grande division rhumatismale.

Quittons cette première catégorie de caractères, et arrivons à la seconde, qui réunit les caractères physiologiques. Quels sont les signes fournis par les altérations dans la physiologie de l'appareil de la vision? La sécrétion peut être augmentée ou diminuée, plus ou moins épaisse, plus ou moins âcre, plus ou moins colorée. La douleur peut revêtir une foule de formes : démangeaison ou cuisson, sensation d'un grain de sable, élancements, picotements ; elle peut être superficielle ou profonde, continue ou intermittente, etc., avec ou sans photophobie, la vision est nette ou un peu troublée, ou entièrement abolie ; elle est quelquefois pervertie, etc. Personne ne contestera tous ces phénomènes ; assurément ils servent à distinguer entre elles les différentes maladies ; mais en se bornant à ces signes, le disciple de Bëer a encore agi comme pour ceux que lui avait fournis l'anatomie : ils ont encore été fixés comme appartenant invariablement à telle ou telle ophthalmie. Aussi n'accusé-je pas les caractères, mais bien la manière dont on les a employés. Réunis aux autres, ils ont une valeur incontestable dans le diagnostic, et, sagement combinés, ils sont aussi utiles qu'on a su les rendre nuisibles.

Pour appuyer ce que je dis, prenons un exemple dans les quarante et quelques ophthalmies, la première venue. Qu'est-il dit relativement à la sécrétion dans l'ophthalmie catarrhale : « les paupières sont collées le matin par les mucosités desséchées ; » ne le sont-elles pas aussi dans l'inflammation des follicules de Meïbomius, dans une simple blépharite ? « Il y a larmoiement; » ne le rencontre-t-on pas toutes les fois qu'un obstacle quelconque obstrue le syphon lacrymal? Et le reproche que je formule, je pourrais le faire pour ce qui concerne les altérations physiologiques, et cependant ce sont ces altérations qui nous guident dans la connaissance de l'affection existante. Que devons nous en conclure? Qu'on a commis la faute la plus énorme en pathologie lorsqu'on a dit que deux caractères réunis donnent une idée nette et complète des maladies. Cette proposition est aussi fausse en ophthalmologie qu'en pathologie générale.

A mon avis et à celui de beaucoup d'autres, pour avoir une idée de la maladie, il ne suffit pas d'en connaître le siége ; il est indispensable de peser avec soin toutes les causes, prédisposantes, déterminantes et occasionnelles : ainsi les miasmes, les virus ; ainsi l'influence des vents, de la lumière, des localités, des aliments, des affections morales ; ainsi le sexe, le tempérament, la constitution, les habitudes, la profession, l'hérédité, etc. ; il faut recueillir toutes les indications fournies par les signes avant-coureurs ; il faut surtout puiser à cette grande source que l'on nomme symptômes ; il faut étudier attentivement la marche, dans son type, ses périodes et les circonstances qui la modifient ; les diverses terminaisons, les convalescences, les phénomènes consécutifs, les récidives, le traitement lui-même ; joignez à cela tous les éclaircissements que l'on peut tirer de l'anatomie pathologique. [1] C'est ainsi que l'on se fait une idée de la maladie, et je n'oserais encore affirmer qu'on pût l'avoir nette et précise. En ai-je assez dit pour faire voir de quelle insuffisance sont les signes matériels pris dans l'œil pour la distinction et la classification des différentes ophthalmies ?

Ces quarante et quelques ophthalmies ont donc été (qu'on me passe l'expression, je la crois juste) bâties de toutes pièces. C'est l'homme de cabinet, et non le praticien, qui en a fourni les matériaux, aussi peu solides que la pierre fondamentale sur laquelle il les a posés. J'espère qu'on me pardonnera de m'être étendu aussi longuement sur ce sujet ; il était assez important pour mériter une sérieuse discussion, et je ne regretterai pas de l'avoir entreprise, si je suis parvenu à prouver que les

---

[1] Et actuellement de l'examen microscopique, qui sagement employé, peut devenir un des flambeaux de la science.

opinions allemandes tendent à conduire l'étude des maladies des yeux dans une fausse route. L'oculistique s'est traînée de longues années dans l'empirisme faute de connaissances, craignons de la replonger dans l'obscurité par un défaut contraire. Il est arrivé déjà qu'à force de vouloir créer, nos confrères d'outre-Rhin ne peuvent plus s'entendre, même entre eux. L'ophthalmie arthritique de l'un est l'ophthalmie érysipélateuse de l'autre ; pour un troisième c'est le chémosis ; que dirais-je du glaucôme ! Il ne faut pourtant pas que le langage ophthalmologique dégénère en une véritable Babel. « Melius est sistere gradum quam progredi per tenebras. »

Je me résume :

S'il est vrai que la France soit la première patrie de l'oculistique ;

S'il est vrai que cet art y ait été créé au xvie siècle, par Guillemeau, et non au xviiie, comme on l'a prétendu à tort ;

S'il est vrai que les oculistes français aient illustré ce même xviiie siècle,

Il ne l'est pas moins que les chirurgiens de notre époque soutiennent la réputation que leur ont léguée leurs anciens, et tout reproche disparaît devant les faits.

Je dirai avec la même assurance, et je crois avec la même vérité : La classification qu'on a voulu introduire chez nous est inutile, impossible et, qui pis est, dangereuse; les distinctions d'ophthalmie sont imaginaires , contraires à l'anatomie, contraires à la pratique, contraires même à la raison.

Chirurgien de pratique et non d'imagination, j'ai fait depuis 15 ans et je continuerai de faire tous mes efforts pour empêcher que la confusion ne réagisse, ainsi que cela a déjà eu lieu , sur la thérapeutique, aux progrès de laquelle doivent aboutir toutes nos recherches , et mon but sera entièrement atteint si je parviens à fixer un peu plus l'attention vers le côté pratique de l'ophthalmologie.

Je me suis abstenu de prononcer, dans le cours de ce chapitre , le nom du disciple de Bëer; j'ose donc espérer qu'il me pardonnera la manière un peu sévère dont j'ai traité ses idées; de mon côté , je suis tout disposé à oublier la façon peu courtoise avec laquelle il a cru pouvoir se permettre de blâmer les chirurgiens français.

CHAPITRE II.

DES SENS EN GÉNÉRAL ET DU SENS DE LA VUE EN PARTICULIER.

Je ne connais pas de division plus simple et en même temps plus complète que celle qui établit les distinctions principales des trois grands règnes de la nature : les minéraux croissent ; les végétaux croissent et vivent ; les animaux croissent, vivent et sentent. En effet, l'acte de la vie, par lequel les organes s'entretiennent et s'accroissent, sépare essentiellement les minéraux des plantes, et l'intervalle est immense entre ces dernières et l'échelle animale, à laquelle est réservé le privilége des sensations ; mais, parmi tous les êtres semés à la surface du globe, l'homme est celui qui possède au plus haut degré ce complément de l'existence. A lui seul il a été donné non-seulement de sentir, mais de comprendre et d'analyser les innombrables sensations qui l'assiégent ; de les combiner entre elles, et de les soumettre à l'action de son intelligence, pour réagir ensuite, à son profit, sur tout ce qui l'entoure, en véritable roi de la création.

Les nerfs sensoriels nous transmettent à l'aide d'une impression spéciale, appelée sensation, l'état de notre corps et des corps qui nous environnent. La manière de sentir varie pour chacun de ces nerfs, disposés d'ailleurs dans des appareils différents; de là des sens divers, bien que concourant en réalité aux mêmes résultats. Chacun sait qu'il existe cinq sens : la vue, l'odorat, l'ouïe, le goût et le toucher. La chaleur et le froid, le plaisir et la douleur, et les innombrables modifications qui peuvent exister entre ces quatre extrêmes, telles sont les sensations qui nous sont transmises par le toucher. Le goût, très-voisin du toucher, nous avertit des nombreuses variétés qui constituent les saveurs, désignées par Boerhaave, Haller et Linné sous le nom d'acides, de douces, d'amères, d'âcres, de salées, d'alcalines, de vineuses, de spiritueuses, d'aromatiques, d'acerbes. Un corps élastique ne peut vibrer à notre voisinage sans que cet ébranlement nous soit communiqué par l'ouïe. C'est à l'aide de l'odorat que nous respirons les parfums embaumés, et que nous fuyons les aromes fétides, vireux et nauséeux de Linné.

Mais de tous les dons que l'homme a reçus du sublime architecte du monde, le plus admirable est assurément le sens de la vue. On a dit que les autres sens, comparés à celui-ci, présentaient quelque chose de grossier; que leurs fonctions semblaient plus serviles : sans doute, celui qui s'exprimait ainsi avait oublié les touchantes pages écrites sur les cloches par l'auteur du Génie du christianisme. Supposez M. de Chateaubriand sourd de naissance, et ces admirables pages n'existeraient pas. Aucun de nos sens n'est grossier ni servile; leur finesse est exquise; les erreurs que l'un d'eux peut commettre sont redressées par les autres, se servant ainsi de complément mutuel. Plus de noblesse néanmoins semble être attachée à l'organe de la vision.

Situés à la partie supérieure du corps, comme pour voir de plus loin, les yeux ressemblent à des sentinelles destinées à embrasser la connaissance du monde extérieur, à saisir les rapports qui nous unissent avec les êtres dont nous sommes environnés, pour signaler à l'homme les jouissances auxquelles il est appelé à participer, pour le tenir en garde contre les périls de toute espèce dont il est menacé. C'est à l'aide des yeux que l'homme mesure la terre et qu'il interroge les astres :

>   . . . . Cœlumque tueri
> Jussit et erectos ad sidera tollere vultus.

C'est dans ce double miroir que viennent s'agiter, ainsi que je l'écrivais dernièrement, les pensées les plus douces, les plus suaves, les plus ardentes, les plus amoureuses, les plus dédaigneuses, tout ce je ne sais quoi enfin qui seul répand la vie autour de nous. Que l'artiste veuille peindre la Pudeur, il la représentera les yeux baissés; le poëte inspiré lèvera les yeux au ciel. Dans la fureur, l'œil semble sortir de l'orbite, il s'agrandit dans l'admiration; il est fixe dans la terreur. Double miroir, en effet, qui transmet à l'homme l'image du dehors, et qui transmet au dehors l'image de l'homme lui-même.

CHAPITRE III.

ANATOMIE DE L'APPAREIL OCULAIRE.

L'appareil oculaire est constitué par cinq parties essentiellement distinctes : 1° les organes protecteurs, *tutamina oculi*; 2° l'instrument d'optique, qui comprend la presque totalité du globe oculaire ; 3° l'organe immédiat de la fonction dévolue à la rétine et au nerf optique; 4° un appareil moteur; 5° un appareil de sécrétion.

Les yeux sont logés dans deux cavités qui ont reçu le nom d'orbites, cavités entièrement composées de pièces osseuses, qui appartiennent aux os de la face ; savoir : le frontal , le sphénoïde , le maxillaire supérieur, le palatin , le malaire , le lacrymal et l'ethmoïde. La face extérieure de l'œil , destinée à livrer passage aux rayons lumineux , exigeait une ténuité de tissus indispensable pour produire la transparence, et partant une certaine fragilité ; mais , outre que les voiles palpébraux protégent l'appareil de la vision contre le contact extérieur, le rebord orbitaire dépasse assez ordinairement le bulbe. La solidité des cavités qui reçoivent les yeux indique assez quelle importance la nature attachait à ces organes; mais, eu égard à leur consistance molle, l'enveloppe de protection pouvait leur nuire par sa dureté même : un coussinet graisseux s'oppose à un semblable inconvénient, de sorte que la coque oculaire ne se trouve que médiatement en contact avec l'orbite.

1° Organes protecteurs de la vision.

A. Les sourcils. Ils sont formés par une réunion de poils qui s'inclinent les uns sur les autres, de la racine du nez vers les tempes, en décrivant un arc de cercle, plus large et plus épais du côté nasal, et se terminant en pointe vers les régions temporales. Les sourcils augmentent la saillie déjà produite par la moitié supérieure de l'arcade orbitaire; ils sont, suivant les races, noirs, châtains, blonds, roux et quelquefois entièrement blancs. On sait tous les mouvements produits dans la physionomie par le jeu des sourcils, qui peignent si bien la joie, l'admiration, la stupeur; mais, pour nous restreindre aux notions qui seules nous importent à connaître ici, nous dirons que les sourcils servent à ombrager l'organe de la vue, à en éloigner les corps étrangers et à détourner la sueur dont le front est parfois inondé.

B. Les paupières et les cils. Ces voiles membraneux sont au nombre de quatre : deux supérieurs et deux inférieurs. Les premiers continuent la peau du front et des sourcils, les seconds prolongent les téguments de la joue. Il existe des différences notables entre la paupière supérieure et l'inférieure : celle-ci est étroite et presque immobile, celle-là au contraire est large et jouit de mouvements très-actifs ; toutes deux se terminent par une rangée de poils dont nous parlerons tout à l'heure, et qui ont reçu le nom de cils. Quand les yeux sont ouverts, l'espace compris entre les paupières porte le nom d'ouverture palpébrale ; les points où elles se joignent ont été désignés par les dénominations de grand canthus, grand angle ou angle interne pour le côté nasal, et petit angle, petit canthus, ou angle externe pour le côté temporal. La peau des paupières est excessivement fine et lâche, marquée, surtout à la paupière supérieure, de plis longitudinaux. Quatre autres couches sous-jacentes à la peau forment le tissu de ces organes. Ce sont, de dehors en dedans : une couche cellulaire ; une couche musculaire qui comprend l'orbiculaire, commun aux deux voiles, et l'élévateur de la paupière supérieure, qui, ainsi que son nom l'indique, n'appartient qu'à cette dernière ; une couche fibreuse, et enfin une membrane mu-

queuse qui, après avoir tapissé la face interne
des paupières, s'étend ensuite sur le globe de
l'œil ; c'est la conjonctive oculo-palpébrale.
Ajoutons, pour être complet, qu'un grand nombre de vaisseaux lymphatiques traversent les
voiles palpébraux. Chaque paupière est terminée
à son bord libre par un tarse ou arc cartilagi-
neux, destiné à la renforcer ; c'est sur la marge
de ce tarse, et dans le bourrelet qui le recouvre, que sont placées de petites bourses ou bul-
bes, ou matrices, dans lesquelles les cils s'im-
plantent sur une seule rangée, mais dans un
ordre irrégulier. Ceux-ci, de couleur variée,
comme les sourcils, plus longs et plus épais au
milieu du bord palpébral qu'aux commissures,
affectent une courbure dont la convexité regarde
l'œil. Une série de glandes ou de follicules sé-
bacés complète le tissu des paupières : ce sont
les glandes de Meïbomius, connues de toute
antiquité, mais parfaitement décrites pour la
première fois par cet anatomiste en 1666. Situés
derrière le cartilage tarse, implantés dans de
petits sillons, sur une couche de tissu cellulaire, et recouverts par la conjonctive, ces
corpuscules offrent trois séries inégales, d'un
jaune-rouge, plus volumineuses au centre des

paupières qu'aux extrémités, et marquées surtout à la paupière supérieure.

C'est à juste titre que Haller désigne les sourcils et les paupières sous le nom de tutamina oculi, protecteurs de l'œil. Nous connaissons l'usage des sourcils. Quant aux paupières, par leur occlusion, elles défendent le globe de l'œil contre les agents extérieurs. Les cils, en se rapprochant, diminuent l'influence de la lumière; cette sensation est surtout remarquable quand on passe subitement d'un endroit obscur au grand éclat du jour; les personnes qui, à la suite de la petite vérole, ou d'une blépharite, ont perdu leurs cils, ont toutes la vue très-tendre, les yeux injectés, et sont singulièrement offusquées par la lumière artificielle.

2° De l'instrument d'optique ou globe oculaire.

Le globe oculaire présente à étudier, dans sa stucture, des tissus bien différents. Composé de plusieurs humeurs à l'intérieur, il offre extérieurement une coque sphéroïdale, ferme et résistante, constituée de dehors en dedans par cinq membranes, qui sont : la conjonctive, déjà nommée, la cornée, la sclérotique, la choroïde et la rétine. Six muscles sont chargés d'exécuter les mouvements de l'œil. Nous verrons tout à l'heure comment cet organe est divisé en deux chambres, l'une antérieure, l'autre postérieure. Commençons d'abord par exposer brièvement les caractères qui distinguent chacune des membranes de l'œil.

A. Conjonctive oculaire. C'est cette même membrane muqueuse, qui, après avoir recouvert les paupières, se prolonge sur le globe de l'œil, en tapissant aussi la cornée ; longtemps on a nié l'existence de la conjonctive sur cette dernière membrane. On cite même encore quelques auteurs qui nient cet état anatomique, entre autres, MM. Ribes et Eblé ; mais les travaux de Rolando et de la plupart des anatomistes modernes, sont venus confirmer le fait établi par Winzlow, et corroboré par les injections de Scarpa.

B. Cornée transparente. Sous la conjonctive se trouvent immédiatement deux autres membranes, l'une antérieure, c'est la cornée ; l'autre, située plus en arrière, c'est la sclérotique. La cornée transparente, ainsi nommée par opposition à la sclérotique, que les anciens désignaient sous le nom de cornée opaque, est une membrane qui ressemble, en effet, à une corne mince et polie; elle jouit d'une translucidité parfaite; sa forme est celle d'un verre de montre, convexe en dehors, concave en dedans; elle s'enchâsse, par sa circonférence, dans un sillon que quelques anatomistes ont comparé à la gouttière creusée pour recevoir le verre d'une montre; mais son moyen d'union est en réalité formé à l'aide d'un sillon taillé sur sa face externe, et s'adaptant à un autre biseau taillé aux dépens de la face interne de la sclérotique.

C. La sclérotique ou cornée opaque forme la portion la plus résistante de la coque oculaire, et constitue ce que l'on appelle vulgairement le blanc de l'œil. Elle s'étend de l'insertion du nerf optique, en arrière, jusqu'à la cornée, en avant; elle est perforée aux deux extrémités de son diamètre antéropostérieur, d'une part, pour le passage du nerf, et, d'autre part, à l'endroit où elle s'unit avec la cornée en avant. La sclérotique est sous-jacente à la conjonctive et recouvre elle-même une autre membrane de l'œil : la choroïde.

D. La choroïde se moule exactement sur la sclérotique; elle en représente le trajet et les dimensions. Son nom lui vient à tort d'une certaine ressemblance avec le chorion, l'une des enveloppes du fœtus. Elle est molle, facile à déchirer, distendue par une grande quantité de vaisseaux, et adhère à la sclérotique à l'aide d'un tissu cellulaire assez lâche; sa face scléroticale est recouverte de l'enduit réticulaire de Malpighi, substance noirâtre dont on retrouve l'analogue dans d'autres parties du corps. Par sa face interne, la choroïde répond à la rétine, dont nous ne tarderons pas à nous entretenir.

E. De l'iris et de la pupille. Nous avons dit que le bulbe oculaire est divisé, dans son intérieur, en deux compartiments qui constituent la chambre antérieure et la chambre postérieure. La cloison qui établit ces deux divisions est formée par un anneau membraneux que Ruffin, d'Ephèse, a nommé iris, à cause de sa coloration variée. C'est, en effet, l'iris qui indique la couleur des yeux. Ainsi, quand, en langage du monde, on parle d'un œil noir, d'un œil brun, d'un œil bleu, cette locution équivaut à dire : Que chez les personnes dont il s'agit, l'iris est noir, brun ou bleu. L'iris offre dans sa structure deux lames légèrement adhérentes à sa grande circonférence, et intimement liées à mesure qu'on se rapproche de l'ouverture pupillaire. On donne le nom d'uvée à la face postérieure de l'iris, à cause d'un vernis noir dont elle est revêtue; quant à la face antérieure, une membrane, dite de l'humeur aqueuse la recouvre, d'après tous les anatomistes; c'est cette même membrane dont Demours et Descemet se sont si longtemps disputé la découverte. Je serais assez fondé à penser que la susdite membrane ne s'en tient pas à tapisser la face antérieure de l'iris, mais qu'elle en recouvre également la face postérieure; des faits pratiques me font aussi supposer la présence de cette membrane beaucoup plus loin dans les profondeurs de l'œil. Ces hypothèses ne sont nullement indispensables à nos descriptions actuelles; et, d'ailleurs, ce n'est pas ici le lieu de traiter cette importante question anatomique.

L'iris, outre ses deux faces, présente encore deux circonférences : la grande, l'externe, correspond au cercle ciliaire, à la choroïde et aux procès ciliaires dont il sera parlé plus bas; la petite circonférence porte aussi le nom de cercle ou anneau pupillaire; elle limite un espace circulaire, bien entendu, noirâtre, que dans le monde on appelle la prunelle, et auquel les médecins donnent le nom de pupille. Cette ouverture, pratiquée au centre de l'iris comme avec un emporte-pièce, n'est pas d'une médiocre importance, car c'est à travers cette petite fenêtre que la lumière pénètre au fond de l'œil. Qu'une opacité, une taie survienne au centre de la cornée, en face de la pupille, et la vue sera abolie, ou n'existera que par les côtés; que, par une cause pathologique quelconque, le diamètre de la pupille s'accroisse ou diminue dans des proportions notables, la vision sera singulièrement compromise; en effet, pour que celle-ci s'exerce convenablement, il est essentiel que l'iris jouisse de sa vitalité, qui lui permet de diminuer l'orifice pupillaire quand le jour est éclatant, de l'élargir au contraire sitôt que les ténèbres ont succédé à la lumière; enfin, qu'une opacité quelconque, sang, pus, fausse membrane, cataracte, se trouve interposée entre la pupille et la rétine, et la vision cesse de s'exercer.

L'iris est-il entièrement plan ou légèrement convexe en avant? C'est une question sur laquelle les anatomistes ne sont guère d'accord; peu nous importe, l'essentiel, je crois, était de bien faire comprendre au lecteur le rôle de la pupille, ou prunelle, ou point visuel. Encore un mot sur cette ouverture : Elle peut ne pas exister chez l'enfant, c'est-à-dire qu'une pellicule la masque complétement, pellicule normale lors de la naissance et disparaissant quelque temps après, mais constituant, lorsqu'elle persiste, une affection grave qui prive le sujet de la vue et nécessite une opération dont il sera question au chapitre des affections visuelles de l'enfance. Wachendorff paraît être le premier qui ait reconnu l'existence de cette membrane, appelée, à cause de son siége, membrane pupillaire; mais c'est au savant professeur Jules Cloquet que nous en devons la description parfaite; Wachendorff l'avait découverte en 1738.

F. Des procès ciliaires. De petites dentelures membraneuses et traversées de nombreux vaisseaux, rayonnant à la circonférence du cristallin, et se réunissant en un anneau qui figure assez bien le disque d'une fleur radiée, tel est l'aspect que présente le corps ciliaire. Il existe ordinairement de soixante à soixante-dix dentelures ou procès, le nombre en est même porté parfois jusqu'à quatre-vingts et au delà. Les bases de ces petites pyramides se réunissent en avant et touchent à l'iris ; en arrière, c'est-à-dire par leur sommet, elles environnent le cristallin comme pour le maintenir en place, mais ne contractent en réalité aucune adhérence intime avec lui.

On vient de passer successivement en revue les diverses membranes qui forment la coque de l'œil ; nous avons dit aussi que cet organe est divisé en deux parties inégales appelées chambres. Voyons actuellement comment ces deux chambres sont formées.

G. De la chambre antérieure de l'œil, de l'humeur aqueuse et de sa membrane. On donne le nom de chambre antérieure de l'œil au petit espace compris entre la face postérieure de la cornée et la face antérieure de l'iris ; si je me suis bien expliqué, et si j'ai été compris, chacun sait déjà d'avance que l'espace en question consiste en un segment de sphère, dont la cornée serait l'arc et dont l'iris serait la corde. Cet espace, fort rétréci d'ailleurs, est entièrement rempli d'un liquide connu sous le nom d'humeur aqueuse, humeur qui existe aussi dans une partie de la chambre postérieure, et qui, par sa limpidité, donne de la transparence à l'œil, en même temps qu'elle maintient les deux chambres à une distance convenable. Une membrane séreuse est chargée de renouveler l'humeur aqueuse : nous en avons déjà fait mention plus haut ; il s'agit de la membrane de Demours ou de Descemet, qui tapisse la face postérieure de la cornée et la face antérieure de l'iris. Son trajet est-il alors terminé ? « Adhuc sub judice lis est. » L'activité de cette membrane est prodigieuse ; d'un jour à l'autre elle renouvelle l'humeur aqueuse, alors que celle-ci s'est écoulée au-dehors, soit dans l'opération de la cataracte par extraction, soit à la suite d'une plaie pénétrante de l'œil. La membrane de Demours est facile à s'enflammer, et les résultats de cette inflammation sont très-compromettants pour la vision, si l'art n'intervient énergiquement.

H. De la chambre postérieure de l'œil, de l'humeur vitrée et de sa membrane ; du cristallin et de sa capsule. Tout l'espace qui s'étend de la face postérieure de l'iris à la naissance du nerf optique, constitue la chambre postérieure ; on trouve successivement, et d'avant en arrière, dans cette chambre qui occupe la plus grande partie du globe oculaire : un

peu d'humeur aqueuse, le cristallin et sa capsule, le corps vitré et sa membrane. Nous
allons étudier rapidement ces différentes parties.

On appelle cristallin, ou lentille cristalline,
un corps de forme lenticulaire, logé dans une
fossette concave, taillée sur le corps vitré.
C'est le cristallin, que nous voyons chaque
jour dans les poissons que l'on sert sur nos
tables, et qui se présente sous l'aspect d'une
petite boule blanche, dure au centre, s'écaillant facilement à la circonférence. Par sa face
antérieure, un peu moins convexe que la postérieure, le cristallin baigne dans l'humeur
aqueuse de la chambre postérieure. Une membrane qui lui est propre le fixe au corps vitré;
et l'on sait déjà que les procès ciliaires concourent, quoique faiblement, au même but. La
capsule cristalline forme un sac sans ouverture, et enveloppe exactement le cristallin;
tout cet appareil est parfaitement transparent
à l'état normal, chez les adultes du moins ; car,
chez les vieillards, le cristallin revêt une couleur ambrée, et chez les enfants, il présente
une coloration légèrement rougeâtre. Entre le
cristallin et la capsule se trouve une humeur

indiquée pour la première fois par Morgagni,
et que certains anatomistes ne considèrent que
comme la partie la plus externe et la plus
molle de l'organe.

Une croyance populaire, très-répandûe aussi
parmi les personnes les plus éclairées, place la
cataracte à la surface de l'œil; chacun croit que
cette maladie est constituée par une peau blanchâtre située sur la cornée. Rien n'est moins
vrai : le siége de la cataracte est dans la chambre postérieure de l'œil, et c'est le cristallin lui-
même qui se trouve frappé d'opacité. La couleur blanchâtre, signe le plus habituel de cette
maladie, ne s'aperçoit qu'au fond de la pupille
et à travers cette ouverture ; il sera facile de
s'en convaincre en examinant de côté l'œil des
personnes atteintes de la cataracte : la cornée
reste avec toute sa transparence. Cette erreur,
d'ailleurs, fut commise longtemps par ceux qui
nous ont précédés dans la carrière, et il y a à
peine un siècle que l'ancienne Académie de
chirurgie retentissait des débats sur le siége de
la cataracte. Toutefois, les anciens chirurgiens,
dans la croyance que l'opacité était produite
par une peau blanchâtre, ne se trompaient
point quant au lieu où ils la plaçaient.

Il n'est nullement téméraire, et il est assez curieux de dire que l'opération de la cataracte, si précieuse par ses merveilleux résultats, est due justement à l'erreur de nos devanciers. En effet, nous savons aujourd'hui que le cristallin n'est qu'un organe de perfectionnement de la vision, que ce sens peut exister indépendamment de lui, à un moindre degré il est vrai. Mais nos vieux maîtres n'avaient point connaissance de ce fait démontré par Kœpler, et fort heureusement sans doute; car, s'ils eussent pu se douter que la cataracte était une opacité du cristallin, ils n'eussent jamais tenté l'opération, considérant comme incurable l'absence de transparence dans un organe aussi important. Quoi qu'il en soit, attaquer une peau blanche située dans les profondeurs de l'œil, était certes une tentative assez hardie et dont les générations présentes doivent garder reconnaissance aux générations passées.

Nous reparlerons ailleurs de la cataracte ; revenons, pour le moment, dans la chambre postérieure de laquelle cette petite digression nous a fait sortir. L'appareil cristallin n'occupe qu'une bien petite partie de la seconde chambre de l'œil, comparée au corps vitré qui la remplit presque en entier. La masse vitrée, appelée improprement humeur vitrée, puis- qu'elle a la consistance d'une gelée, est molle, tremblante et transparente; elle offre l'aspect d'une sphère, légèrement aplatie en avant et creusée en cupule pour recevoir le cristallin. La coque oculaire n'est pas la seule enveloppe donnée par la nature au corps vitré; il en pos- sède une qui lui est particulière et que les ana- tomistes désignent par le nom de membrane hyaloïdienne. On conçoit très-bien l'utilité de cette espèce de robe pour maintenir en une seule masse toutes les cellules du corps vitré.

Qu'on me permette de placer ici une ré- flexion pénible. La transparence du corps vitré est indispensable à la vision, de même que la transparence des autres milieux de l'œil ; sui- vant la plupart des chirurgiens, cette transpa- rence peut s'altérer et offrir une couleur ver- dâtre, ainsi que l'indique le nom de glaucome qui désigne cette maladie ; maladie affreuse dont on ne guérit guère, j'allais presque dire dont on ne guérit pas. Nous vivions dans cette croyance que le glaucome est une affection du corps vitré, quand un oculiste anglais vint nous dire, dans un excellent livre d'ailleurs : Le glaucome n'est pas ce que vous pensez, c'est une maladie de la rétine. Puis un autre chirurgien arriva tout dernièrement, qui nia ces deux hypothèses et plaça le glaucome dans la totalité du globe oculaire. Que fit le public médical dans ces circonstances? Rien; car ces questions l'occupent peu; depuis longtemps il s'est habitué à abandonner l'oculistique aux spécialistes. Ces derniers ont-ils donc fait davantage? Nullement; et malgré ma grande habitude des maladies des yeux, j'avoue que sur un sujet aussi grave, je suis dans une ignorance complète, ignorance dans laquelle je resterai, dans laquelle nous resterons, jusqu'à ce que l'autorité compétente se soit décidée à créer ce qui existe partout, en Angleterre, en Belgique, en Russie même, un hôpital consacré aux malades affectés de la vue !

Paris possède des établissements spéciaux pour les accouchements, pour les maladies de la peau, pour les affections vénériennes, et il n'en existe point pour les maladies des yeux. Nous avons, il est vrai, les Quinze-Vingts, hôpital dirigé par des médecins recommandables et dont j'honore le talent; mais la clinique des Quinze-Vingts a-t-elle jamais produit un résultat ? A-t-on jamais pensé à nommer un oculiste pour cet établissement ? Et, d'ailleurs, suffit-il, pour éclairer l'ophthalmologie, d'un hôpital dans lequel on ne peut entrer qu'à la double condition d'être vieux et aveugle incurable ?

Je le dis avec peine, mais c'est un devoir que je remplis, l'état actuel nous fait honte ; c'est plus que de la honte, c'est de l'inhumanité. L'oculistique est une spécialité indispensable qui réclame une étude toute particulière, par conséquent des établissements particuliers. On a beau dire que le médecin est propre à tout, que les spécialités sont superflues ; tous les médecins de bonne foi avouent qu'ils n'oseraient tenter l'opération de la cataracte et de la pupille artificielle, tandis qu'ils n'hésitent pas à pratiquer l'opération de la hernie étranglée. Espérons donc que le temps viendra où un hôpital ophthalmique fournira aux oculistes les moyens d'agrandir le champ de la science et de remplacer les théories par de solides données pratiques.

3° De l'appareil nerveux de la vision ou de la rétine
et du nerf optique.

On ne saurait trop admirer l'inimitable mécanisme qui préside à la structure de l'homme; non-seulement la machine est divinement organisée pour fonctionner, mais chaque partie du tout a été entourée de soins en raison de son importance : l'œil est un exemple frappant de cette vérité; ainsi des milliers de fibres nerveuses traversent en tous sens l'appareil oculaire, elles rampent sinueuses à sa surface; leur étendue est variable, leur siége est parfois sous la peau, donnant la vie et le mouvement à l'œil, et susceptibles d'être exposées aux accidents sans trop d'inconvénients, puisqu'elles sont aptes à se suppléer au besoin. Mais quand il s'est agi du nerf immédiat de la vision, le Créateur a voulu entourer de toutes les précautions possibles l'appareil destiné à présider au plus noble des sens; aussi voyons-nous dans les nerfs optiques des cordons beaucoup plus courts et plus gros que les autres nerfs encéphaliques, condition assurée de solidité ; de plus ils sont placés au fond de l'orbite, protégés de tous côtés par la cage osseuse. Il en est de même de la rétine, épanouissement du nerf optique; défendue aussi par l'arcade orbitaire; elle est en outre la membrane la plus profonde de l'œil, celle par conséquent qui se trouve exposée la dernière à l'influence fâcheuse des agents extérieurs.

Les nerfs optiques sont au nombre de deux, un pour chaque œil. Ils naissent en arrière d'une portion du cerveau qui a reçu le nom de couche des nerfs optiques, et s'entre-croisent, suivant les uns, ou ne font que se toucher, selon les autres; une troisième opinion admet qu'ils s'envoient réciproquement quelques fibres; toujours est-il que leur réunion représente très-bien une croix de Saint-André; de telle sorte qu'à leur origine ils sont écartés, puis se rapprochent pour s'éloigner de rechef, à mesure qu'ils avancent vers l'orbite. Parvenus au fond de cette cavité, les nerfs optiques y pénètrent au moyen d'un trou dit optique, et à travers un anneau fibreux sur lequel s'insèrent les muscles de l'œil, dont il sera question plus bas, ils parviennent enfin au bulbe oculaire, dans lequel on admet qu'ils s'épanouissent en une membrane mince : c'est la rétine, pellicule molle, transparente, qui tapisse la face interne de la coque oculaire, et vient se perdre avant de toucher à la cornée. Sœmmering a découvert sur la face interne de la rétine, à 5 millimètres environ de l'insertion du

nerf optique, une petite tache jaunâtre, percée
à son centre d'un pertuis irrégulier. Les médecins ont ignoré jusqu'à la fin du siècle dernier
l'existence de cette tache; nous ignorons nous-
même quelle fonction elle est destinée à remplir.

4° Des six muscles de l'œil.

Le lecteur sait maintenant la disposition des
différentes parties qui concourent à protéger
l'œil, à former son appareil d'optique et son
appareil de sensation; mais il ignore encore
de quelle manière l'organe se meut, pour se
diriger promptement et sûrement vers les corps
extérieurs avec lesquels il veut se mettre en
relation. Plusieurs muscles sont destinés à cet
usage, et il ne sera pas indifférent de les passer en revue, ne fût-ce qu'à propos de la grande
question du strabisme qui a tant occupé, dans
ces dernières années, les chirurgiens et le public lui-même.

Six muscles président aux mouvements du
globe oculaire, qui sont :

1° Le muscle droit supérieur, attollens, su-
perbus. Il prend naissance, de même que les
cinq autres, en arrière, à l'anneau fibreux si-

tué au fond de l'orbite, et dont je viens de parler à l'instant ; puis il va se fixer à la partie supérieure du globe sur la sclérotique. Ce muscle est chargé de porter l'œil en haut. 2° Le muscle droit inférieur deprimens, pudibundus, chargé d'une fonction tout opposée ; il prend naissance comme son antagoniste, et comme lui se fixe sur la sclérotique, mais à la partie inférieure de la coque oculaire. 3° Le muscle droit interne, amatorius, bibitorius, libidinosus, plus court que tous les autres, se termine à la partie antérieure et interne du globe, c'est par lui que l'œil se porte du côté du nez. 4° Le muscle droit externe, indignatorius va se perdre sur la sclérotique, à sa partie externe, en s'amincissant ; il attire l'œil en dehors, du côté de la tempe. 5° Le muscle grand oblique ou oblique supérieur, patheticus, le plus long des muscles oculaires, monte obliquement, en longeant la paroi interne de l'orbite, pénètre dans une petite poulie fixée à cette cavité, et descend ensuite s'insérer à la partie interne et supérieure de la sclérotique. 6° Enfin le muscle petit oblique ou oblique inférieur, obliquus inferior se fixe aussi à la sclérotique, entre les insertions des muscles droit externe et droit supérieur.

Les deux obliques contre-balancent l'action des muscles droits. Tels sont les organes qui tiennent constamment le globe de l'œil en activité, sans danger de le blesser; car, ainsi que je l'ai fait remarquer plus haut, ces mouvements multipliés se font sur un coussinet graisseux qui enveloppe la coque oculaire.

5° De l'appareil sécréteur et excréteur des larmes.

Le Créateur n'a rien fait à moitié : empêcher l'œil d'être lésé dans ses mouvements, c'était beaucoup, ce n'était point assez; un nouvel appareil nécessite encore une description, c'est l'appareil sécréteur et excréteur des larmes, destiné à fournir à l'œil un fluide qui en lubrifie la surface, et à expulser au dehors ce liquide dès que sa tâche a été remplie.

L'appareil sécréteur n'est autre que la glande lacrymale, organe que le public confond avec une autre petite glandule située à l'angle interne de l'œil, que nous nommons caroncule, et qui n'a rien de commun avec la glande qui nous occupe. Celle-ci est située sous la cavité orbitaire, à sa partie supérieure, antérieure et externe; la couleur en est grisâtre, la forme celle d'un œuf, et la grosseur celle d'une amande. Elle est composée, comme les glandes, de petits lobules pénétrés de canaux excréteurs qui viennent s'ouvrir séparément et verser les larmes à la face interne de la paupière supérieure, près du cartilage tarse, dont le lecteur connaît déjà la disposition. Sans m'arrêter à la description des larmes, que tout le monde connaît, qui n'en a pas répandu plusieurs fois dans sa vie! je dirai qu'elles sont composées d'eau, d'un mucilage et de sels de soude et de chaux.

Rien de plus simple que l'appareil de sécrétion des larmes ; il n'en est pas de même pour l'appareil d'excrétion, qui est au contraire fort compliqué et se compose des points et des conduits lacrymaux, du sac lacrymal, du canal nasal, enfin de la caroncule lacrymale, déjà nommée, dont la fonction consiste à lubrifier les parties environnantes.

Les points lacrymaux existent au nombre de deux pour chaque œil ; ils sont situés à l'angle interne des paupières ; c'est par ces points que les larmes pénètrent dans les conduits lacrymaux dont ils constituent les orifices. Le conduit inférieur décrit un trajet un peu moins long que celui du supérieur ; ils traversent tous deux le bord des paupières, pour se réunir à la commissure nasale de ces voiles membraneux, et aboutir à une petite cavité qui porte le nom de sac lacrymal. Les personnes qui depuis longtemps souffrent d'une tumeur lacrymale, connaissent parfaitement la situation de ce sac, sur lequel elles prennent l'habitude de presser pour faire refluer les larmes sur l'œil, par les points lacrymaux. Le sac lui-même vient se terminer au canal nasal, conduit percé dans l'intérieur du nez, et qui termine l'appareil excréteur ; ce trajet, long et sinueux, est tapissé dans toute son étendue par une membrane muqueuse, continuant celle que j'ai décrite plus haut sous le nom de conjonctive. C'est ainsi que la muqueuse oculaire vient se perdre dans les fosses nasales, et contracter de nouvelles propriétés sous le nom de membrane pituitaire. C'est ainsi qu'un rhume de cerveau peut produire une ophthalmie et vice-versa.

Je termine ici la description anatomique que je me suis proposé de faire succinctement : tout incomplète que je la trouve, elle me paraît suffire pour les personnes auxquelles elle est destinée. Je supprime à dessein ce qui est relatif à l'artériologie, à la vénologie et à la né-

vrologie de l'œil ; on sait de reste que tout organe a besoin d'artères, de veines et de nerfs
pour fonctionner ; j'ajouterai seulement que
l'œil est pourvu, plus richement que toutes les
autres parties du corps, d'un système vasculaire et nerveux. Le lecteur pensera sans doute
que mes efforts n'ont pu triompher de l'aridité
anatomique, qui n'a réellement d'attraits que
pour un homme de l'art, le scalpel à la main ;
l'importance du sujet suffira néanmoins, je
l'espère, pour faire pardonner l'ennui.

CHAPITRE IV.

DE LA VISION.

Nous avons expliqué de quelle manière les
yeux sont construits, comment ils forment un
appareil de dioptrique, comment cet appareil
est mu, protégé et tenu constamment dans un
état satisfaisant ; nous allons essayer d'exposer,
actuellement, en quelques mots, le mécanisme
et les phénomènes de la vision.

Lorsque nous fixons les yeux sur un objet éclairé, les rayons lumineux, partant de cet objet, constituent un cône dont le sommet est placé au point même du corps que nous regardons, et dont la base répond à la partie antérieure de la membrane la plus externe de l'œil, c'est-à-dire à la cornée transparente ; ce cône est le seul qui traverse l'œil, car les rayons trop divergents qui frappent sur les sourcils, les paupières ou le blanc de l'œil, la sclérotique, ces rayons, dis-je, sont perdus pour la vision ; il en est de même des rayons qui, après avoir rencontré le miroir de l'œil, la cornée, viennent tomber sur l'iris ; cette membrane s'oppose à leur passage et les réfléchit. La vision, en réalité, ne s'opère qu'à l'aide des rayons qui passent à travers le trou dont l'iris est percé ; en d'autres termes, la pupille, dont les dimensions augmentent ou diminuent suivant que l'œil est exposé à l'obscurité ou à une vive lumière. C'est un fait que le lecteur connaît déjà, et dont l'explication est fort simple : Quand la rétine est exposée à un vif éclat, elle réagit sur l'iris, dont l'ouverture se resserre et ne livre plus passage qu'à une petite quantité de rayons, dans le cas contraire, dans l'obscurité, la marge pupillaire s'agrandit et ouvre ainsi un plus large accès aux rayons lumineux. Que l'iris soit ou non composé de fibres musculaires, cette question est importante sans doute pour les anatomistes ; il suffit ici de savoir que cette membrane jouit de mouvements de contraction et d'expansion. La grande dilatation de la pupille, qu'on remarque chez un bon nombre de personnes atteintes d'amaurose, ne contribue pas peu à donner à leur physionomie ce cachet d'hébétude qui est caractéristique.

Nous venons de voir les rayons lumineux traverser la cornée et l'humeur aqueuse de la chambre antérieure ; dans ce trajet, ils éprouvent une réfraction en rapport avec la convexité de la membrane traversée et avec la densité de cette même membrane ; il en résulte une tendance à se rapprocher de la perpendiculaire. Cette tendance est bien plus grande encore quand les rayons ont rencontré la lentille cristalline, après avoir traversé la pupille et l'humeur aqueuse de la chambre postérieure. Nous ne devons pas oublier que les rayons passent d'un milieu plus dense dans un milieu moins dense, quand ils pénètrent de la cornée dans l'humeur aqueuse et du cristallin dans le corps vitré ; mais, dans ces deux trajets, la propension à s'éloigner de la perpendiculaire n'est en réalité que très-minime, de telle sorte que les rayons finissent par se réunir en pointe sur la rétine. Ainsi, si l'on se rappelle bien que les rayons lumineux, partant de l'objet considéré, forment un cône dont le sommet est au point de l'objet fixé par nos yeux, et dont la base est à la cornée, on comprend que ce cône et celui qui s'est formé dans l'œil se touchent par leur base ; le premier de ces cônes a été appelé cône objectif, et le second cône oculaire.

Voilà donc les rayons parvenus au fond de l'œil, et y peignant l'image de l'objet extérieur ; mais cette image arrive renversée ; c'est un fait qu'indique la théorie que nous venons d'énoncer, et qui a été sanctionnée par les expériences. Ainsi, Descartes plaça dans un trou, pratiqué au volet d'une chambre obscure, l'œil d'un bœuf nouvellement abattu, après avoir préalablement enlevé de cet œil la sclérotique, la choroïde et la rétine, et les avoir remplacées par une pellicule d'œuf assez mince pour être transparente ; et il constata que les corps extérieurs venaient représenter sur cette pellicule leur image renversée. Haller et M. Magendie ont obtenu le même résultat en expérimentant, le premier, sur des yeux de jeunes chiens et de jeunes pigeons, dont les membranes sont naturellement transparentes ; le second sur des yeux de lapins albinos. Comment se fait il alors que nous voyions les objets droits, bien que l'image peinte sur la rétine soit renversée ? Suivant le philosophe Berkley, comme nous rapportons à nous-mêmes toutes nos sensations, la rectitude de l'objet n'est que relative, et son inversion existe réellement au fond de l'œil.

Quoi qu'il en soit, et pour revenir aux rayons lumineux, nous les avons laissés peints sur la rétine ; l'image existe ; mais qui nous avertit de cette existence ? Comment, en un mot, voyons-nous ? Ce grand phénomène peut s'expliquer facilement : La rétine, expansion du nerf optique, sensible à l'action de la lumière, et de la lumière seule, en reçoit l'impression ; puis le nerf optique, ou cordon conducteur, se charge de transporter cette impression au cerveau, qui la change en perception sous l'influence du principe immatériel.

CHAPITRE V.

EXPOSÉ GÉNÉRAL DES CAUSES QUI TENDENT A AFFAIBLIR
OU A DÉTRUIRE LA VUE.

Tel est donc ce sens de la vue, dont l'explication a si fort préoccupé les savants de tous les temps, qu'Aristote expliquait par l'émission des rayons lumineux transportés de l'objet à l'œil, et que Platon, au contraire, croyait avoir démontré en admettant que la lumière se réfléchit de l'œil à l'objet. Nous sommes loin de cette enfance de l'art ; mais, plus instruits, plus éclairés que nos pères, savons-nous mettre cette science à profit? Sans doute le progrès est quelque chose ; il n'est rien sans l'application ; or je ne sache pas qu'on se préoccupe plus aujourd'hui qu'autrefois des moyens de conserver ou d'améliorer la vue, ce sens si précieux, et dont la perte peut transformer l'homme le plus robuste, le plus intelligent, en un faible enfant, incapable de s'aventurer sans guide. Il y a plus, au dire de certains auteurs, en aucun temps l'état des yeux ne fut plus déplorable ; c'est au point qu'un honorable académicien n'a pas craint d'émettre l'opinion suivante : La bonne vue est devenue presque exclusivement le partage de la canaille. J'éprouve pour toutes les exagérations une certaine répugnance, et je suis heureux de pouvoir affirmer que l'opinion de notre confrère n'est pas d'accord avec la vérité, outre que son langage est peu gracieux pour nous autres oculistes. Car si l'on admet qu'un homme qui se livre à l'art de guérir doive posséder ses sens au grand complet, et aussi développés que possible, on ne me contestera pas que, pour faire un bon oculiste, il faut, avant tout, avoir de bons yeux ; et alors les oculistes se trouveraient classés dans la division établie par notre confrère. J'aime mieux croire que les expressions de l'honorable académicien ont été au delà de sa pensée.

Du travail intellectuel.

Il est très-vrai que peu de personnes sont satisfaites de leurs yeux, surtout parmi celles qui se livrent aux travaux intellectuels. Mais la vue de ces personnes peut-elle être considérée comme réellement mauvaise ? Non ; la plupart du temps, le globe de l'œil fonctionne normalement, la vision est régulière ; mais ce que l'on éprouve, c'est une certaine fatigue des paupières, qui, à la longue, s'accompagne de cuissons, de chaleur, de rougeur, de larmoiement ; affections fort simples à guérir, avec un peu de bonne volonté, mais ne compromettant pas directement la vue. Sous le rapport du travail intellectuel, comme, grâce au progrès de la civilisation, l'éducation tend à se répandre chaque jour de plus en plus dans les masses, on comprend que les ophthalmies doivent croître en proportion ; car le cerveau, et partant les yeux, fonctionnent d'autant plus que l'intelligence se développe davantage ; puis, les lectures prolongées, les écritures, les chiffres, constituent autant de causes nuisibles à l'appareil oculaire, quand une mesure hygiénique ne préside pas à ces divers travaux. Telle me paraît être du moins la source de l'augmentation des ophthalmies ; mais elle est loin d'être la seule.

De la lumière artificielle et de l'air vicié.

A l'époque où vivaient nos pères, bon nombre de familles se réunissaient le soir autour d'une mauvaise petite lampe, dont la lueur rougeâtre répandait à peine quelques rayons douteux; aussi causait-on beaucoup plus qu'on ne travaillait. De nos jours, au contraire, la lumière se répand par torrents, des milliers de becs de gaz la vomissent dans nos rues, et les bougies et les lampes luttent d'éclat pour remplacer, dans nos salons, le soleil absent : a giorno. La passion du bal, plus véhémente qu'à aucune autre époque, entasse plusieurs centaines de personnes dans un local convenable à peine pour cinquante ; l'impureté de l'air, et la poussière que soulèvent à l'envi les pas des danseurs, se mêlent à l'effet des lumières, dans ces demeures converties momentanément en fournaises vivantes. Si, de ces salons, nous voulons passer dans les autres lieux de divertissements publics, dans les théâtres, par exemple, nous y retrouvons le même éclat des lustres, le même air infect, la même chaleur brûlante, et jusqu'à la même poussière renouvelée chaque jour sous les trépignements d'un parterre impatient.

Des estaminets.

Les cafés n'ont rien à envier, sous ce rapport, aux bals et aux spectacles ; les tabagies,

les estaminets, ont détrôné les salles saine-
ment aérées où nos ancêtres se livraient à la
tranquille partie d'échecs ; et comme si la lumière du gaz n'était point assez éclatante, on a
pris soin de la refléter de mille manières, à
l'aide d'une tapisserie de glaces. Il est vrai
que, malgré cette brillante illumination, lorsque l'on entre dans les estaminets à une certaine heure, on se croirait transporté au milieu
des brouillards de la brumeuse Albion.

De l'exercice continuel des yeux.

Ainsi, chacun est d'accord sur l'excellence
du sens de la vue; mais qu'il est petit le nombre de ceux qui consentent à n'en pas abuser, à
ne pas le compromettre, quelquefois pour toujours ; peut-être ne serait-il pas paradoxal de
dire que de toutes les classes de la société, il
n'en est presque pas une seule qui n'exige
chaque jour, et sans relâche, de nouveaux sa-
crifices de ses yeux, sans leur accorder ni trève
ni repos, jusqu'au jour où ces organes épuisés,
refusant enfin leur service, on se décide à
avouer qu'on a peut-être abusé de sa vue.

Des professions.

Le cultivateur passera toute la journée, courbé sur sa charrue, la tête brûlée par la terre échauffée des rayons du soleil ; le forgeron se penchera sur sa fournaise ardente ; de même pour les verriers, les cuisiniers, les mécaniciens, etc.; les années se passent, on ne comprend pas que ce travail, auquel on se livrait sans inconvénient depuis vingt ans, puisse être plus nuisible aujourd'hui qu'à cette époque ; cependant il est impossible de ne pas s'avouer que la vue devient mauvaise, et bien mal venu est le chirurgien qui vous avertit que la profession seule est cause de tout le mal ; puis l'aveuglement complet survient, causé la plupart du temps par des cataractes ; car il est à remarquer que les cultivateurs, les cuisiniers, les verriers, les forgerons, sont très-exposés à ce genre d'affection. Dans la classe ouvrière, chacun sait combien est compromise la vue des gens chargés de récurer les égouts ou les fosses d'aisance, ou forcés d'exercer un état qui expose au contact de poussières perpétuelles, poussières parfois inertes, mais aussi souvent chargées de

molécules âcres, corrosives, d'où les ophthalmies de toute sorte. De graves inconvénients
sont inhérents aux professions qui exigent le
secours de la loupe ; la plupart des horlogers
sont myopes ; heureux si le mal se borne à
cette légère infirmité. De même que certains
sons irritent ou affectent désagréablement l'organe de l'ouie, de même aussi l'œil est fâcheu-
sement impressionné par certaines couleurs
dont l'éclat le blesse ; c'est ainsi que l'habitude
de chiffrer à l'encre rouge a compromis bien
des yeux.

Des chagrins.

Les affections vives de l'âme, les chagrins
réitérés, étendent à l'organe de la vision leur
influence désastreuse. Que de fois j'ai entendu
des malades me dire : « Ma vue s'en va, mais
cela n'a rien qui m'étonne, je m'y attendais ; j'ai
tant pleuré !.. » Le médecin, il faut l'avouer,
n'interroge peut-être pas assez souvent les
causes morales. Il y aurait pourtant dans un
pareil sujet matière à des chapitres tout au
moins aussi intéressants que tous ceux qui concernent les causes physiques ; quant à moi, si
j'osais formuler une vérité générale en méde-

cine, je dirais que dans un grand nombre de maladies dont on recherche vainement la cause, on la trouverait sans doute en interrogeant le moral du patient. Je crois avoir lu quelque part : « Mes yeux se sont éteints dans les larmes ; » cette énergique parole renferme tout un drame, et ne présente aucune exagération, même au point de vue médical.

Des passions.

Que dirai-je aussi des passions qui se disputent tour à tour, ou à la fois, le frêle édifice humain ? Ai-je besoin de parler des effets de la colère ? Il sera superflu de dire combien de fois elle a été fatale aux hommes qui s'y sont laissé entraîner ; on n'ignore pas les ravages qu'elle produit dans l'organisme ; on sait peut-être moins que les yeux sont exposés parfois à être atteints les premiers. Le fait que je vais rapporter justifiera cette assertion : c'était à l'époque des orages de la révolution de 89 ; parmi les innocentes victimes qui faisaient une halte dans les prisons, avant de monter les degrés de l'échafaud, se trouvait un des plus grands chirurgiens dont la France s'honore. Le célèbre Desault, lâchement, et je n'ai pas besoin d'ajouter, injustement dénoncé, avait été saisi un jour et écroué sans plus d'explication. Heureusement ses amis étaient nombreux et dévoués; ils obtinrent, du tribunal révolutionnaire, l'élargissement du savant professeur de l'Hôtel-Dieu. A la nouvelle de cette délivrance, si inouïe, si miraculeuse, le dénonciateur entra dans un tel accès de rage, qu'à l'instant même l'un de ses yeux fut frappé de cécité, et qu'à peine vingt-quatre heures écoulées, le misérable était totalement aveugle. Horrible châtiment d'un crime plus horrible encore!

Parmi les passions, l'ivrognerie, cette habitude brutale et dégradante, porte aussi tôt ou tard ses fruits; rien n'est moins vrai, et puissent les ivrognes en être convaincus, rien n'est moins vrai que le vieux dicton du bon Dieu des ivrognes : Masses hideuses, sans forme, sans mouvement, sans volonté; il est vrai que cet état d'inertie sert à les protéger contre les accidents fortuits, qui n'épargneraient pas également l'homme sain de corps et d'esprit. Mais alors que les fumées du vin se sont dissipées, il ne faut pas croire que tout soit dit. Le cerveau ne s'habitue pas à ces congestions réitérées; la lame à la fin use le fourreau, et plus d'un amaurotique peut dire en songeant à ses orgies : C'est ma faute.

Une autre passion, ou plutôt un autre vice, qui laisse souvent ses traces, c'est cette ardeur immodérée des rapports sexuels, qui entraîne la jeunesse imprudente dans des excès sans frein. A peine les jeunes gens commencent-ils à voler de leurs propres ailes, qu'ils se précipitent tête baissée dans le tourbillon des plaisirs, sans jamais regarder devant eux ; ou si la réflexion s'empare d'eux un instant, ils n'en sont ensuite que plus ardents et plus tourmentés de faire des folies : d'abord ils jouissaient pour jouir, ils veulent jouir maintenant pour s'étourdir, dépensant ainsi follement les plus belles, les plus précieuses années de leur vie dans un transport factice, qu'ils paieront si cher plus tard. Que de jeunes gens succombent épuisés par ce prétendu bonheur ! et ceux-là ne ne sont pas les plus à plaindre ; que d'autres aussi sont appelés à gémir sur leur vieillesse anticipée !

En résumé, tous les excès, de quelque nature qu'ils soient, qu'ils tiennent à Vénus ou à Bacchus, au travail ou aux fêtes, aux peines ou aux plaisirs, tous les excès finissent tôt ou tard par

compromettre l'organe de la vision. Triste justice que la justice d'ici-bas, qui réserve le même
châtiment, les mêmes infirmités au riche vo-
luptueux et au travailleur infatigable, à l'âme
qui nage dans la joie et à celle qui ne se nourrit
que d'amertume. Est-il besoin d'autres preuves
pour admirer toute la sublimité de ces paroles
de l'Evangile : « Beati qui lugent quia conso-
labuntur. »

CHAPITRE VI.

DE LA MYOPIE OU VUE COURTE.

Bien qu'il soit possible de distinguer les objets
en les tenant assez éloignés ou assez rapprochés
de l'œil, il existe cependant une distance à laquelle la vue, lorsqu'elle est bonne, s'exerce
plus complétement ; cette distance est susceptible de varier de 40 à 50 centimètres, et a reçu
le nom de point de vision distincte. En général,
la vision cesse d'être nette quand l'objet n'est
plus séparé de l'œil que par 15 à 20 centimètres.

Toute personne est myope, qui, pour lire distinctement, se trouve obligée de tenir un livre
plus près que la distance de 45 centimètres ; à
plus forte raison, seront myopes tous ceux qui
ne peuvent voir qu'en plaçant l'objet littéralement sous le nez.

Pendant longtemps, on a attribué d'une façon
exclusive les causes de la myopie, à une trop
grande convexité, à une saillie trop prononcée
du globe oculaire ; aussi, dans le monde, est-
on disposé à considérer comme myope tout
individu qui porte les yeux à fleur de tête. Cette
grande convexité de la cornée expose à la
myopie, le fait ne saurait être mis en doute ;
mais la considérer comme cause unique, là
est le tort. Le lecteur qui se rappelle ce que
nous avons dit plus haut touchant la vision,
comprendra facilement que la cornée ne représente que l'un des milieux à travers lesquels
les rayons lumineux pénètrent, et qu'une altération de l'un ou de l'autre de ces milieux peut
exposer à la myopie.

Si le globe oculaire est trop convexe, il est
évident que la vue sera confuse, parce que les
rayons convergeant trop rapidement, le foyer
se trouvera en deçà de la rétine. L'épaisseur de

la cornée, si elle dépassait les dimensions normales, produirait le même résultat ; mais je ne
sache pas que le fait ait été observé, si ce n'est
chez les jeunes enfants, et c'est en partie à cette
disposition anatomi___ ___ doit se rattacher,
suivant quelques aute___ ___ue défectueuse de
la première enfance.

Admettons actuellement que la cornée jouisse
d'une forme et d'une dimension parfaitement
convenables, restent à parcourir aux rayons
l'humeur aqueuse, le cristallin et la masse
vitrée ; nul doute que si ces milieux sont
doués l'un ou l'autre d'une densité anormale,
il en résulte encore une convergence trop rapide, et partant la myopie. Les auteurs sont
loin d'être d'accord sur l'existence de ce mode
de myopie, et cependant le simple raisonnement suffit pour le faire comprendre ; l'expérience pratique elle-même a pu, jusqu'à un
certain point, confirmer la théorie.

M. Makensie, oculiste anglais fort distingué,
a remarqué que les yeux des myopes sont plus
durs au toucher que les yeux ordinaires. Cette
observation est fort juste, et souvent j'ai eu
l'occasion d'en vérifier toute la vérité, à tel
point que la dureté du globe oculaire m'a con-

duit parfois à redouter pour l'avenir quelque tendance au glaucôme, chez des personnes dont la seule infirmité consistait en une myopie très-prononcée. M. Réveillé-Parise, dont tout le monde a pu apprécier le talent et l'esprit, ne partage pas cette opinion : il croit trouver un argument pour la combattre, en disant que la densité augmente avec les progrès de l'âge, et qu'alors les vieillards devraient avoir la vue courte, être myopes enfin, tandis qu'au contraire, ils voient de loin, ils sont presbytes. L'argument n'a pas de valeur, premièrement, parce que les sujets chez lesquels j'ai observé une dureté anormale du globe oculaire étaient des hommes d'un âge mûr et non des vieillards, et, en second lieu surtout, parce que si, dans la vieillesse, la densité tend à s'accroître, il ne faut pas oublier que la coque oculaire jouit par contre d'une certaine disposition à revenir sur elle-même. Le diamètre de la chambre antérieure diminue, la cornée perd de sa convexité, et l'aplatissement de cette dernière contrebalance, et au delà, les effets d'une densité trop grande.

Le cristallin n'est pas seulement susceptible de produire la myopie par suite de la densité anormale; nous avons dit ailleurs que cet organe contribue singulièrement au perfectionnement de la faculté optique. Si donc la convexité de la courbure est trop grande, les rayons auront aussi trop de propension à converger, et les personnes chez lesquelles ce vice de conformation existera, seront atteintes de myopie. En physique ce fait semble des plus simples. Quelques médecins, néanmoins, refusent toute croyance à l'existence d'un semblable phènomène, et, sur ce terrain, j'éprouve encore le regret de ne point partager les idées de l'honorable académicien que je citais tout à l'heure, et dont personne d'ailleurs n'estime plus que moi le talent. M. Réveillé-Parise, se fondant sur ses propres recherches et sur celles de Percy, affirme que l'on trouve toujours, en mesurant le cristallin, les dimensions que François Pourfour-du-Petit a établies, et qui existent d'une manière invariable. Je répondrai à M. Réveillé-Parise, que les résultats qu'il a obtenus sont entièrement contraires à ceux mentionnés par Meckel, puisque ce célèbre anatomiste prétend que, chez le même individu, les deux cristallins affectent parfois une forme très-différente. La pratique vient encore à l'appui de l'opinion de Meckel, en ce sens qu'il est excessivement rare de rencontrer des personnes dont les yeux aient une force égale ; c'est du moins ce que j'ai maintes fois constaté chez les malades auxquels j'ai donné des soins, et je crois me trouver, sur ce point, d'accord avec tous les oculistes. Je dirai même, et cette assertion est facile à vérifier, que je n'ai pas encore trouvé un malade porteur de deux yeux exactement semblables. Enfin, il est constant qu'à la suite de l'opération de la cataracte, la myopie, datant de longues années, a plus d'une fois disparu.

On cite encore, parmi les causes de la myopie, l'allongement contre nature du globe oculaire, et quelques auteurs n'admettent même que cette unique cause de l'infirmité qui nous occupe. Il est difficile de prouver que le fait ne se rencontre pas, et s'il existe réellement, il entraîne avec lui la myopie. Je serais assez disposé à admettre que le seul allongement anormal de l'œil est celui que nous avons signalé plus haut, c'est-à-dire l'accroissement du diamètre antéro-postérieur de cet organe, par suite d'une trop grande convexité de la cornée. Quoi qu'il en soit, comme je n'aime pas à me

prononcer avant d'être suffisamment éclairé ,
je me borne à énoncer cette théorie, en laissant
toute la responsabilité à ceux qui la pro-
fessent.

Un phénomène qui manque rarement de se
manifester chez les myopes, et qui nécessairement a dû attirer l'attention des observateurs,
c'est la largeur de la pupille. En pareil cas, de-
vons-nous considérer la mydriase comme
cause ou comme effet ? M. Réveillé-Parise a
nettement posé la question , et il croit l'avoir
résolue. Suivant cet estimable auteur, qui n'admet pas que la myopie soit due aux causes
énumérées ci-dessus , le mot de l'énigme se
trouverait tout entier dans cette large ouverture pupillaire ; les myopes , en un mot, ne
seraient myopes que par un état nerveux particulier, que la rétine traduit à notre investi-
gation en impressionnant l'iris, dont l'ouverture
se dilate. Mais , d'abord , l'élargissement de la
pupille n'existe pas toujours chez les myopes ;
il n'est pas très-rare de constater l'état opposé.
Et puis, s'il arrive, dans certaines affections de
l'œil, que la belladone soit mise en usage, cette
substance dilate l'orifice pupillaire, rend la vue
moins nette il est vrai, mais ne change pas une

vue normale en une vue myope. Enfin, cette grande ouverture de la pupille ne s'observe-t-elle pas aussi chez les enfants tourmentés par les vers intestinaux, chez les jeunes filles affectées des pâles couleurs? Ces jeunes filles et ces enfants sont-ils donc momentanément myopes? Assurément non.

M. Réveillé-Parise, en terminant l'exposé de ses opinions sur la myopie, s'exprime en ces termes : « Au reste, nous défions un esprit juste, sans préjugés scolastiques, de donner, à l'aide de la théorie des physiciens, une solution satisfaisante des quatre questions suivantes :

« 1° Comment n'a-t-on jamais pu indiquer sur le cadavre, telle ou telle structure organique de l'œil, assignée comme cause de la myopie?

« 2° Comment un presbyte peut-il devenir subitement myope par une maladie, sans que la conformation de l'œil ait varié?

« 3o Comment des verres concaves peuvent-ils être nuisibles, altérer la sensibilité de la rétine?

« 4o Comment, enfin, ce vice de la vue ne se corrige-t-il à aucune époque de la vie, ainsi qu'on l'a vainement prétendu ? »

Il ne m'appartient pas de dire si je satisfais à la première condition requise par notre confrère ; savoir : de posséder un esprit juste ; quant à la seconde, qui exige de déposer tout préjugé scolastique, il y a longtemps que je suis pénétré de cette vérité , que, pour bien connaître d'un fait , il faut apporter à l'étude de ce fait un esprit entièrement libre et dépouillé de toute idée préconçue ; c'est dans de semblables dispositions que je vais essayer d'élucider les quatre propositions jetées en défi par M. Réveillé-Parise.

1° Comment n'a-t-on jamais pu indiquer sur le cadavre telle ou telle structure organique de l'œil, assignée comme cause de la myopie?

C'est qu'après la mort , la cornée devient flasque et s'affaisse sur elle-même ; ce phénomène est très-apparent, surtout quand le décès date de vingt-quatre heures. Or, comme la loi ne permet pas de pratiquer une autopsie avant ce laps de temps, il s'ensuit tout naturellement, pour l'homme de l'art, l'impuissance à reconnaître dans l'œil, après la mort, la structure anatomique qu'il avait désignée durant la

vie comme cause de la myopie. Cette explication semblera si naturelle à tous , que j'ai
lieu de m'étonner qu'elle ne soit pas venue à
la pensée de notre confrère. Il y a mieux : le
changement dans l'appareil oculaire, quand la
vie a cessé , est tellement connu et apprécié,
que M. le docteur Ripault (de Dijon) le considère comme un signe caractéristique pour
distinguer la mort réelle de la mort apparente.
« Il suffit, dit M. Ripault, dans sa note lue à
l'Académie des sciences (séance du 23 mars
1846), d'exercer une pression assez forte
avec le doigt sur la paupière inférieure, de
manière à refouler , en l'élevant, tout le
globe oculaire que soutient la main opposée ,
en lui offrant un point d'appui résistant par en
haut, et au-dessous de la demi-circonférence
supérieure de l'orbite. Cette petite manœuvre
fait aussitôt obtenir un changement dans le
disque de la prunelle, changement qui modifie,
non pas les dimensions de cette dernière ,
comme pendant la vie , mais seulement la
forme de son ouverture. Au lieu d'être orbiculaire , l'ouverture de la pupille devient alors
elliptique , en travers ou obliquement , ou
même, enfin , plus ou moins irrégulièrement

circulaire, selon la force employée par le doigt de l'observateur. »

2° Comment un presbyte peut-il devenir subitement myope, par une maladie, sans que la conformation de l'œil ait varié?

Les cas de ce genre sont loin d'être communs; mais le fussent-ils, que j'en donnerais l'explication sans peine. Entendons-nous d'abord sur le mot subitement. Il ne signifie pas ici : tout à coup, en une seconde; M. Réveillé-Parise a voulu dire : en quelques jours, et il ne répugne nullement d'admettre que, durant ce laps de temps, il ait pu survenir aux yeux d'un presbyte une modification telle, que la myopie ait remplacé l'infirmité contraire. Il n'appartient pas à un médecin d'affirmer que la conformation de l'œil n'a point varié; car s'il peut se rendre compte de l'état de la cornée, il ne saurait en être de même lorsqu'il s'agit du cristallin, du corps vitré ou de l'humeur aqueuse. Dire qu'en pareille circonstance la conformation de l'œil n'a pas varié, c'est presque se trouver dans le cas d'un aveugle qui parle des couleurs; et la meilleure preuve qu'un changement anatomique est survenu dans la conformation oculaire, c'est que la vision qui s'exerçait antérieurement au moyen de verres convexes , ne pourra avoir lieu désormais qu'à l'aide de verres concaves.

3° Comment des verres concaves peuvent-ils être nuisibles, altérer la sensibilité de la rétine?

« Parce que l'œil, armé d'un verre, de quelque nature qu'il soit, ne distingue plus les objets suivant l'ordre naturel : il ne les aperçoit alors qu'au moyen d'une véritable lumière artificielle; et comme sa structure ne se trouve pas en rapport complet avec cette lumière , il en résulte nécessairement que son action est forcée. » Cette explication me semble suffisante, et je suis persuadé que notre confrère en sera aussi satisfait, puisque je n'ai fait ici que copier textuellement un passage de sa brochure, sans y rien ajouter ni retrancher.

4° Comment, enfin, ce vice de la vue ne se corrige-t-il à aucune époque de la vie, ainsi qu'on l'a vainement prétendu?

Je pourrais dire que c'est l'auteur lui-même qui prétend en vain que ce vice de la vue ne se corrige à aucune époque de la vie ; mais ce serait retourner l'argument sans le détruire ; aussi ajouterai-je : Une preuve que la myopie ne dure pas autant que la vie, c'est que des personnes, et j'ai déjà cité le fait plus haut, ont guéri de cette infirmité, à la suite de l'opération de la cataracte. En outre, il est constant, il est d'observation journalière, que des gens qui étaient myopes, et qui ont porté des lunettes de myope pendant dix, quinze, vingt ans et plus, se débarrassent assez souvent de la myopie, à mesure qu'ils avancent en âge, si bien qu'ils finissent par se passer entièrement de lunettes.

Je sais que M. Réveillé-Parise a écrit qu'il est aujourd'hui aussi myope que dans son jeune âge, et que, cependant, il est plus que sexagénaire ; mais l'exception ne détruit pas la règle, et, d'ailleurs, comme la science dont M. Réveillé-Parise est un des plus dignes représentants, attend encore de lui de belles et bonnes années, j'en appellerai peut-être un jour à M. Réveillé-Parise, sans lunettes. J'affirme, pour mon propre compte, et tous les oculistes ont dû faire la même remarque, que souventes fois j'ai été consulté pour des individus myopes, jadis porteurs de verres concaves, dont ils avaient pu se dispenser en avançant en âge.

On a pu voir que, dans les pages qui précédent, j'appelle toujours la myopie infirmité ; c'est qu'en réalité, cet état constitue plutôt une gêne qu'une véritable maladie, à moins qu'il ne soit poussé à l'extrême. Le myope, en effet, tout en ne jouissant pas de la vue normale, ne possède pas moins, lui aussi, son point de vision distincte, seulement ce point se rapproche davantage de l'œil.

Il serait facile de reconnaître un myope, rien qu'à la manière de se présenter dans un salon. Si plusieurs personnes sont rassemblées, il les aperçoit toutes indistinctement, sans reconnaître, tout d'abord, celles avec lesquelles il est lié ; il regarde à droite ou à gauche avec hésitation, avant de découvrir la maîtresse de la maison, qu'il désire saluer. S'il est assis à une table de jeu, ses regards ne se porteront pas sur les joueurs, dont il ne saurait distinguer la physionomie. Entre-t-il avec vous en conversation, son fauteuil ne touchant pas le vôtre, il vous écoutera et vous répondra sans vous regarder, car l'expression de votre visage n'arrive pas jusqu'à lui. Cet embarras l'expose à mille petits désagréments, à mille petites contrariétés : vous vous croisez avec lui dans les rues, et il vous coudoiera sans vous rendre votre salut ; vous penserez qu'il est bien impoli, ou que peut-être il croit avoir quelque sujet d'être fâché contre vous. Retournez la tête, et vous le trouverez demandant à quelqu'un s'il n'est point en face de tel ou tel numéro, car il se trouve dans l'impossibilité de déchiffrer un écriteau. Rarement vous le rencontrerez à la Comédie-Française, où le jeu de l'acteur contribue tant à l'effet ; son infirmité, sinon son goût, le conduira plutôt dans nos théâtres lyriques, encore ne sera-ce pas les jours de ballet. Est-il besoin de dire que cette peinture n'outrepasse point la vérité, pour certains myopes du moins, car il en est beaucoup qui n'éprouvent qu'à un faible degré les inconvénients dont je viens de donner une esquisse.

De ce que j'ai rapporté la myopie à des causes purement physiques, s'ensuit-il que ceux qui en sont affectés n'aient aucun reproche à se faire ? Nullement ; la myopie se manifeste habituellement à l'âge de la puberté, bien qu'il ne soit pas sans exemple de la rencontrer chez les enfants, et va, la plupart du temps, s'accroissant de vingt à vingt-cinq ans. Or, dans cette période de temps, la vivacité de l'esprit parle plus haut que la prudence. Que de longues heures de nuit sacrifiées à des lectures sérieuses parfois, plus que futiles souvent, et alors doublement nuisibles ! On écrit, on coud, on peint, comme on lit, sans mesure ; quelle est la jeune fille qui n'a point usé sa vue à faire de la tapisserie ? Les diverses nuances ne sont pas reconnaissables à la lumière des lampes et des bougies; ce seul indice devrait proscrire la broderie du soir; mais on a bien soin de préparer, de disposer au jour les couleurs qu'on emploiera la nuit.

En somme, comme la lumière artificielle, si éclatante qu'elle soit, est insuffisante à remplacer les rayons du soleil, et que pour voir convenablement les objets de petite dimension, il faut les rapprocher du globe oculaire, peu à peu et presque à notre insu, le champ de la vision se rétrécit et la myopie survient; puis un jour arrive où, par hasard, par fantaisie, l'on essaye de regarder à travers des lunettes de myope; tout joyeux de distinguer alors avec un éclat inaccoutumé, on ne tarde pas à s'habituer à cet instrument ; il devient bientôt indispensable, confirmant ainsi une mauvaise disposition qui pouvait n'être que passagère et qui demeure acquise.

Il arrive aussi que par mode, par ton, par genre, certains jeunes gens contractent la myopie pour avoir voulu orner leur visage en surmontant leur nez de besicles; manie qu'ils croient gracieuse et qui n'est que ridicule. Mais les modes changent vite, et de nos jours le lorgnon a détrôné les lunettes, c'est-à-dire qu'une habitude grotesque a été remplacée par une habitude plus grotesque encore. Sur cent personnes qui font usage de ce petit morceau de verre carré, qu'on ne maintient dans l'orbite qu'à force de grimaces, quatre-vingt-dix, assurément, pourraient s'en passer; il en résulte que par là encore on s'expose à la myopie, en même temps que les tempes se marquent, avant l'âge, de cette patte d'oie, désespoir de tant de femmes.

Outre le lorgnon, ce qui ferait croire à la rareté des bonnes vues dont parlait M. Réveillé-Parise, c'est un clignement des paupières, avantageux aux myopes pour distinguer les objets éloignés, et que d'autres réservent pour se donner un petit air d'impertinence, d'autant plus risible qu'ils sont appelés un jour à en payer tous les frais.

Ce qui précède est tellement exact, qu'on a observé plus fréquemment la myopie de l'œil droit que de l'œil gauche; or, c'est dans l'orbite droit que se place le petit carré de verre avec lequel on cherche à ne pas voir. Il est de fait, également, que dans la classe ouvrière les myopes sont beaucoup plus rares que dans les classes supérieures de la société.

Convenons que nous accusons bien souvent la nature à tort, et que nous sommes parfois bien indignes des précieux dons qu'elle nous a prodigués.

Voyons, maintenant, quel rôle l'oculiste est appelé à remplir, relativement aux soins que réclament les personnes affectées de myopie. Ces soins, d'ordinaire, sont nuls ou presque nuls. L'art demeurerait-il donc impuissant en pareille circonstance? Ce reproche serait immérité ; l'impuissance vient des malades eux-mêmes. A quoi bon consulter un oculiste pour un mal que le premier opticien venu peut guérir ?... Tel est le langage habituel, et chacun d'avoir recours aux marchands de lunettes, qui s'intitulent tous plus ou moins ingé-

nieurs-opticiens , et dont la plupart sont absolument étrangers aux lois de l'optique ; aussi
est-il certain que les oculistes n'ont pas de
meilleurs clients que les marchands de lunettes, et que les occupations des premiers croissent en raison directe de la besogne de ces
derniers. On ne saurait se figurer le nombre
d'individus qui ont été conduits à porter des
verres concaves , et qui d'une vue normale,
avant de contracter cette habitude, sont devenus, grâce à elle, véritablement myopes.

Aux personnes qui comprendront toute l'importance et toute la vérité des observations qui
précèdent, l'art est en mesure de procurer,
sinon la cure radicale, du moins une grande
amélioration; les conseils qu'il est urgent de
suivre, mais avec cette persévérance qui seule
permet de recueillir des résultats avantageux,
peuvent se formuler ainsi qu'il suit :

1° Faire chaque jour une promenade, de
deux heures au moins, en plein air.

2° Se livrer à l'exercice de l'équitation,
quand cela sera possible.

3° Changer de lieux et visiter des contrées
que l'on n'a pas encore parcourues.

Ces trois moyens de thérapeutique tendent

au même but : exciter la vitalité des yeux, en les exposant à être frappés d'un air vif; les exercer agréablement, en leur représentant des images riantes et neuves.

Je n'ignore pas l'impossibilité où se trouve le plus grand nombre de mettre à exécution nos deux dernières prescriptions, aussi je suis loin d'y attacher une importance absolue, et je compte davantage sur une hygiène qui consiste :

1° A proscrire complétement l'usage des lorgnons, cet instrument ayant le grand désavantage de ne faire fonctionner qu'un œil à la fois.

2° A s'abstenir de toute veille prolongée et de tout travail appliqué à de petits objets susceptibles de demander une grande dépense de vision, puisqu'on ne les distingue qu'avec peine. C'est ainsi que les myopes ne liront que de gros caractères, eux qui affectionnent si particuliè-ment les lettres les plus fines ; ils allongeront leur écriture, si petite et si illisible d'ordinaire. La gravure, la peinture, la broderie et la couture seront également abandonnées le soir.

3° Si le foyer distinct de vision n'est éloigné de l'œil que de 25 centimètres, je suppose, on fera chaque jour une lecture d'une heure environ, en tenant le livre à la distance de 30 centimètres ; on le portera, dès que la chose sera possible, à la distance de 35 centimètres, et ainsi de suite, jusqu'à ce qu'il soit possible de lire et d'écrire à la distance normale.

Ces préceptes profiteront, je n'en doute pas, à tous les myopes qui ne le sont devenus qu'en contractant des habitudes mauvaises ; je ne saurais promettre la même amélioration aux myopes dont l'infirmité date de longues années, et dont les yeux présentent les caractères anatomiques que j'ai exposés plus haut ; mais à ces derniers l'art de l'opticien réserve dans les lunettes une ressource excellente, à la condition d'en user dans une mesure sage et réglée, et non pas sans direction, au hasard, comme cela se pratique le plus ordinairement [1].

CHAPITRE VII.

DE LA PRESBYOPIE OU PRESBYTIE, OU VUE LONGUE.

Cette affection, ainsi que son nom l'indique, concerne particulièrement la vieillesse. Le

[1] Voir le chapitre dans lequel il est question des lunettes.

presbyte est l'opposé du myope. De même que
toute personne est myope, qui, pour lire distinctement, est obligée de tenir son livre plus
près de l'œil que la distance de 40 centimètres,
de même aussi l'on peut considérer comme
presbyte quiconque ne peut lire qu'en tenant
le livre éloigné de l'œil de 50 à 70 centimètres ;
car on se rappelle que le point de vision distincte varie entre 40 et 45 centimètres ; à plus
forte raison aussi sont presbytes tous ceux qui
ne peuvent lire qu'à la distance de 80 centimètres et au delà.

Gendron avait admis trois degrés de presbytie. Il rangeait dans la première catégorie,
tout individu qui ne peut se livrer à la lecture
qu'en plaçant le livre à 1 pied de ses yeux ;
2 pieds de distance distinguaient la deuxième
catégorie ; 3 pieds, enfin, constituaient le degré
extrême. Ces divisions sont puériles et ne procurent aucun avantage dans les applications
pratiques. Aussi ne nous y arrêterons nous-pas.

Si l'on considère avec attention les yeux des
presbytes, on remarque que ces organes semblent avoir diminué de volume ; la cornée offre
une convexité moindre qu'à l'état normal ; le
diamètre antéro-postérieur de la chambre an-

térieure, c'est-à-dire l'espace compris entre l'iris et la cornée, paraît surtout notablement diminué ; l'orifice pupillaire est resserré, et le globe oculaire rentre davantage dans l'orbite. Ce dernier signe ne présente d'ailleurs qu'une valeur relative. A la suite de maladies graves et de longue durée, qui ont nécessité une diète prolongée, les yeux sont enfoncés dans l'orbite, sans que l'on ait pour cela de tendance à la presbytie ; dans les deux cas, cet enfoncement est dû à la diminution du tissu graisseux intra-orbitaire.

Les deux grandes causes auxquelles se rattache la presbyopie sont, sans contredit, l'aplatissement de la cornée et du cristallin. On a dit, et le fait est incontestable, que le cristallin devient plus dense à mesure que l'on avance en âge ; mais cette disposition, qui conduirait à la myopie, se trouve déjà contre-balancée par l'aplatissement de ce même cristallin, et la cornée diminuant peu à peu sa courbure, l'axe de l'œil devient plus court et les rayons ne convergent pas assez vite pour se réunir sur la rétine.

Outre les signes que je viens d'indiquer, et que l'on observe sur les yeux des vieillards, on remarque, dans un âge avancé, l'apparition sur l'œil d'une zone d'un blanc-grisâtre, laquelle a reçu le nom de cercle sénile, ou anneau sénile, et occupe la totalité, ou seulement une partie de la périphérie cornéenne. Cet état n'est pas constant, mais il manque rarement. On suppose, et je crois avec raison, que l'opacité circulaire résulte d'un défaut de nutrition. Le docteur Schon, qui s'est livré à des recherches sur ce sujet, a rencontré plusieurs fois l'artère ophthalmique ossifiée. La cornée n'est pas la seule partie de l'œil qui soit sujette à cet anneau blanchâtre ; l'auteur que je viens de citer a observé un cercle de même nature occupant la capsule postérieure. Avant lui, le docteur Ammon avait établi que, parfois, on trouve sur le cristallin une zone analogue à celle qui existe sur la cornée ; dans ces deux circonstances, il s'agissait probablement de cataractes partielles ; mais, chose singulière, la même altération n'a pas encore été signalée sur la capsule antérieure ; le fait, il est vrai, pourrait s'expliquer par la différence de structure des deux capsules.

Le cercle sénile n'embrasse pas la même étendue chez tous les vieillards. Étroit et partiel chez les uns, il est d'autres fois assez large

pour qu'on l'ait considéré comme une contre-
indication à l'opération de la cataracte par extraction. Cependant, il serait difficile de dire
quelle pourrait être au juste son extension la
plus large, et si, à mesure que le sujet avance
en âge, la tache ne serait pas susceptible de
gagner vers le centre de la cornée. Il est de fait
qu'en examinant attentivement les yeux de quelques vieillards, dont la vue est très-faible, on
constate facilement que la cornée ne jouit pas,
dans toute son étendue, de la transparence
normale, en même temps que sa courbe primitive s'est affaissée.

Je ne serais pas éloigné de croire, et l'on re-
trouvera plus loin cette opinion, que cet aplatissement n'est pas dû seulement à une diminution de l'humeur aqueuse, mais qu'il dépend
aussi d'un état anatomique, d'un défaut de nutrition de la cornée, tendant à revenir sur elle-
même, à se ratatiner. Ce qui confirme ma manière de voir, c'est que le cercle sénile produit
une sorte d'étranglement à la circonférence de
la cornée, et qu'il ne paraît pas situé exactement sur la même courbe que cette membrane.

Pour en revenir à la presbyopie, elle résulte
de l'aplatissement du globe de l'œil ; ceux qui

en sont affectés distinguent les objets éloignés beaucoup mieux que les personnes douées d'une vue normale ; mais, par contre, les petits objets ne sont perceptibles à leurs yeux qu'à la condition d'être tenus à une assez grande distance de l'œil.

Cette infirmité ne laisse pas que d'exposer aussi à des inconvénients qui se renouvellent sans cesse. Ainsi le presbyte reconnaîtra un de ses amis à cinquante pas, et sa main s'égare à la recherche d'une tabatière posée à côté de lui ; vous admirerez la portée de sa vue quand il déchiffrera un écriteau placé à une grande hauteur, puis vous le verrez hésiter s'il s'agit de lire la suscription d'une lettre ; souvent il n'y parviendra pas. Demandez-lui quelle heure il est, ses yeux se fixeront en vain sur la montre, dont il ne distingue plus les aiguilles, et pourtant il verra exactement à de longues distances, et bien avant vous, les chiffres marqués sur le cadran d'une horloge. Il est à la chasse le plus habile des tireurs, mais tandis qu'assis à sa table vous vanterez ses prouesses, il versera à boire à côté du verre, ou prendra du sel dans votre assiette, et il hésitera vingt fois avant de faire pénétrer la clef dans le trou d'une serrure.

Telle presbyte distingue une petite mouche à l'extrémité de l'appartement, qui ne peut réussir à enfiler une aiguille. Les myopes marchent la tête penchée en avant et un peu de côté ; la presbyopie est tellement opposée à la myopie, que certains auteurs ont affirmé que les presbytes tenaient la tête renversée en arrière. Rien n'est moins vrai ; pour émettre une telle assertion, il faut n'avoir jamais examiné un vieillard.

C'est ordinairement de cinquante à soixante ans que la presbytie commence à se manifester, quelquefois plus tôt, d'autres fois on a le bonheur de parvenir à une vieillesse avancée sans avoir connu cette infirmité. Il arrive aussi qu'après avoir été presbyte pendant dix ou quinze ans, on est tout étonné de recouvrer une vue passable. Le miracle n'est cependant pas dû à quelque merveilleuse eau de Jouvence : les médecins, qui n'accordent rien à l'imagination, et qui cherchent à se rendre compte de tous les phénomènes qu'ils observent, supposent que dans ces cas, l'œil s'est allongé par suite d'une diminution dans la graisse intra-orbitaire ; d'autres prétendent que cette heureuse modification est due à l'absorption d'une certaine partie du corps vitré. Les deux théories sont soutenables et s'expliqueraient d'ailleurs par le même mécanisme; dans les deux cas, le diamètre antéro-postérieur de l'œil s'agrandirait par suite de la compression qu'exerceraient les muscles sur la coque oculaire, car on se souvient que ces muscles sont situés sur les côtés de l'organe.

Nous avons vu que si la myopie dépend de causes purement physiques, l'homme néanmoins s'y expose souvent par sa faute. En est-il de même de la presbyopie? Assurément il n'est point au pouvoir de l'homme de ne pas vieillir; naître, souffrir et mourir, telle est l'inévitable destinée humaine, et lorsqu'une maladie accidentelle ne nous frappe point avant l'âge, nous sommes appelés à subir les inconvénients de la vieillesse, cet état si voisin de la mort.

Mais n'est-il pas possible, facile même, de retarder, au lieu d'avancer cette lente destruction? Sans doute, ces membres si agiles autrefois deviendront un jour chancelants; cette main si ferme et si vigoureuse, aura peine, un jour, à tenir le bâton qui doit guider nos pas mal assurés; cette taille que nous redressons si haute et si fière, un jour aussi ploiera sous le faix des années ; cette intelligence qui fait notre orgueil, équivaudra à peine à celle d'un frêle enfant ; ce sang qui bouillonne dans nos veines, épuisé, se glacera ; ces nerfs, doués d'une sensibilité si exquise, seront frappés par la paralysie ; tous nos sens s'éteindront peu à peu ; mais si la vie s'est passée loin des agitations, si la sagesse et le calme ont présidé à tous nos actes ; la déchéance n'a rien de brusque ; la transition n'a rien qui effraye ; loin d'attrister, elle console ; la mort alors n'est plus la mort, c'est le sommeil.

Buffon a dit que les yeux sont le miroir de l'âme ; on peut dire aussi que la vieillesse est le miroir de la vie. Examinez ce vieillard cacochyme, aux traits complétement défigurés par les rides qui ont bouleversé son visage : sa marche est saccadée ; ses doigts sont, comme sa figure, toujours crispés ; le sourire semble ne s'être jamais posé sur ses lèvres pincées ; s'il ouvre parfois la bouche, ce n'est qu'en grommelant. C'est en vain qu'il essaye de dissimuler son âge sous une ample perruque ; ces cheveux d'emprunt n'empêchent pas de deviner la nudité de son crâne. Vous adresse-t-il la parole, c'est pour pester et maugréer contre la jeunesse actuelle ; il a horreur des enfants ; leur joie bruyante lui agace les nerfs ; la béquille qui le supporte semble toujours prête à se lever pour frapper ; ce vieillard-là ne vous inspirera guère que du dégoût et de la pitié. Quel âge croyez-vous qu'il ait ?... A peine est-il sexagénaire.

Voyez maintenant cet autre vieillard, avec quel air il porte ses quatre-vingt-dix printemps. Sa démarche est tout à la fois grave et douce ; comme son front, où le temps à peine a imprimé sa trace, porte dignement cette blanche couronne de cheveux ; sa bouche semble dilatée dans un éternel sourire ; il parle et ne trouve que de bonnes paroles à dire ; qu'il est heureux entouré des enfants de ses enfants ! avec quel bonheur il parle de son bon vieux temps ! Il peut évoquer ses souvenirs, rien n'est sombre pour lui dans le passé. Vous ne l'aborderez pas sans vous découvrir avec respect devant lui ; tant de majesté est empreinte sur toute sa personne.

Si donc l'homme ne peut échapper aux infirmités de la vieillesse, du moins il ne tient qu'à lui de les retarder. User sans abuser, voilà le grand précepte. Tandis que l'ivrogne tombera subitement frappé d'apoplexie, tandis que le libertin s'éteindra dans la paralysie, l'homme modéré à l'heure du travail tout aussi bien qu'à l'heure du plaisir, conservera une certaine verdeur jusque dans un âge avancé ; car on récolte suivant que l'on a semé.

On le voit, si le médecin sait trouver dans son art une explication physique aux diverses altérations de l'organisation, il ne doit pas pour cela oublier de signaler les excès qui conduisent prématurément à ces altérations. A la nature sa part, mais à l'homme aussi la sienne.

La presbytie, avons-nous dit, est la maladie des vieillards ; on la rencontre néanmoins par exception chez les enfants. Alors elle n'offre pas de gravité, et disparaît d'ordinaire avant l'âge de la puberté. Le contraire, malheureusement, a lieu pour la vieillesse. A mesure que les années succèdent aux années, la presbytie tend à s'accroître. D'abord les petits objets rapprochés de l'œil étaient seuls difficiles à distinguer ; les corps éloignés étaient parfaitements reconnus ; le presbyte pouvait encore lire en tenant un livre distant des yeux de toute la longueur du bras. Peu à peu la vue se brouille, même à une distance plus éloignée, et ce reste de vision qui permettait d'apercevoir un arbre, un clocher dans le lointain, finit aussi par devenir plus obscur.

Cette profonde altération n'est pas entièrement due à l'aplatissement de la cornée et du cristallin ; à mesure que les organes se sont affaiblis, que les jambes ont refusé leur service, que l'ouïe a presque cessé de transmettre les sons, l'œil aussi a participé à la décadence générale. La sensibilité de la rétine s'est émoussée ; les milieux de l'œil seraient-ils susceptibles encore de ramasser les rayons lumineux, que la rétine demeurerait impuissante à les percevoir.

On trouvera, à la fin de cet ouvrage, les conseils que nous adressons aux vieillards, dans le but de fortifier, de ranimer ce flambeau qui s'éteint, et dont les lueurs seront d'autant plus pâles que les excès jadis auront été plus grands. Car, je le répète, si l'on arrive forcément à la presbytie, une bonne hygiène, une sage modération borneront le mal à une disposition physique que peut combattre l'usage des lunettes ; mais si la rétine souffre de longue date par l'abus des veilles ou d'un excès quelconque fatal à l'économie, une faiblesse prématurée de la rétine compliquera la presbyopie, et c'est en vain que vous chercherez du soulagement dans les verres convexes; l'art de l'opticien ne vous sera d'aucune utilité.

A quelle époque le presbyte devra-t-il faire usage de lunettes? Telle est la question qui nous reste à examiner. J'ai dit par quelle manie les jeunes gens arrivent à se donner une vue myope, qui n'était pas la leur; j'ai dit aussi par quelles habitudes on contractait la myopie, et je me suis élevé contre l'usage des lunettes dont on se sert avant d'en avoir besoin, et dont on ne peut bientôt plus se passer. Les myopes, en outre, ont la fâcheuse routine de changer souvent le numéro de leurs verres, espérant toujours arriver à une vue meilleure, et travaillant au contraire à la perdre à l'aide de ces changements réitérés.

On pourrait presque adresser aux presbytes un reproche contraire. Par une coquetterie mal entendue, on a peine à avouer que la vue baisse; à soixante ans, on aime à cacher son âge; plus tard il sera doux de se donner quelques années de plus. Toujours est-il que bon nombre de presbytes conservent longtemps leur infirmité, la cachant aux autres tant qu'ils peuvent, et essayant aussi de se la cacher à eux-mêmes. Un peu plus tôt, un peu plus tard, il faut cependant s'avouer et avouer aux autres que l'on n'est plus jeune ; le mieux est de ne pas trop attendre.

L'œil du presbyte peut recouvrer une vue convenable, en faisant usage de lunettes; cette vue sera en quelque sorte normale ; mais forcer des yeux atteints de presbyopie à regarder des objets dont ils sont incapables de saisir l'image, violenter la rétine pour la contraindre à recueillir des rayons qui ne l'impressionnent pas, c'est agir imprudemment, c'est s'exposer à perdre la vue.

Il n'est pas d'âge qu'on puisse fixer pour s'aider de verres convexes ; mais, en général, on peut être sûr que le moment est arrivé quand la lecture devient difficile, le livre étant tenu le bras étendu; quand, pour distinguer de petits objets que l'on voyait d'ordinaire sans peine, on est obligé de faire des efforts, de contracter les paupières; quand l'œil se fatigue à un travail qu'il supportait facilement autrefois; quand, enfin, la vue se brouille à la moindre application, et que parfois on voit double.

Un dernier parallèle entre la myopie et la presbyopie : quand nous avons recommandé aux myopes d'éviter de changer souvent la dimension des verres, c'est que l'état de leurs yeux dépend d'une conformation anatomique qui, arrivée à un certain degré, ne progresse plus, du moins sensiblement. Chez les presbytes, au contraire, l'affaiblissement de la vision tenant à une cause qui tend sans cesse à s'accroître, puisque l'affaissement de l'organe marche avec les années, nous ne nous opposons plus à ces changements, nous les conseillons au contraire ; mais qu'ils ne s'opèrent jamais brusquement ; évitez de vous laisser tenter par des verres qui vous feraient chèrement acheter la clarté qu'ils vous donneraient. Que les lunettes du presbyte grossissent assez les objets pour les lui rendre convenablement nets, rien de plus, et, avant de se décider à les remplacer, qu'il ait bien l'assurance que les verres destinés à être abandonnés, lui offrent réellement une ressource insuffisante.

La presbyopie des enfants est fort rare, ai-je dit, et exceptionnelle. Elle ne réclame d'ordinaire aucun traitement ; mais on l'a vue survenir subitement chez des adultes, et je tiens à noter cette circonstance, car elle peut être grave, et fait pressentir quelque désordre dans la profondeur de l'œil. En pareil cas, ce n'est plus à l'hygiène et aux verres convexes qu'il faut avoir recours, l'opticien disparaît; à l'oculiste seul il appartient de reconnaître la nature du mal, et d'y appliquer le remède; car un semblable phénomène mérite un sérieux examen de toutes les parties qui concourent à la formation de l'appareil oculaire, et cet examen ne doit être retardé sous aucun prétexte.

Une même personne est-elle susceptible d'avoir un œil myope, tandis que l'autre se trouve presbyte? Le fait n'est pas douteux, et se rencontre beaucoup plus communément qu'on ne serait tenté de le supposer. En semblable circonstance, quelques oculistes ont conseillé d'employer le lorgnon, pour aider l'œil affecté de presbyopie. Je ne partage pas cette opinion; à mon avis, il est plus rationnel de faire usage de verres appropriés au degré de vision de chaque œil. Mais c'est ici, surtout, que le choix d'un opticien habile et intelligent est indispensable [1].

---

[1] Voir le chapitre dans lequel il est question des lunettes.

CHAPITRE VIII.

DU STRABISME.

Il y a quelques années, bien des gens igno-
raient la signification du mot strabisme; tout
le monde sait aujourd'hui que strabique est
synonyme de louche, grâce à l'immense publi-
cité qui a accueilli une opération plus ou moins
renouvelée des Grecs. On se rappelle sans
doute cet enthousiasme fiévreux qui se com-
muniqua de province en province, comme une
étincelle électrique; de tous les coins de la
presse, la trompette retentit et le tambour bat-
tit aux champs; il s'agissait de déloucher tous
les yeux rebelles au parallélisme. C'était prendre la nature humaine par son côté le plus
faible; aussi les louches affluèrent-ils à l'envi,
au premier appel adressé à leur vanité. Qu'est-
il résulté de tout ce bruit, de tout ce tapage,
disons le mot, de tout ce scandale? Plus d'un
œil est resté sur le champ de bataille; tel qui
louchait en dedans loucha désormais en de-

hors, tel autre qui voyait à droite et à gauche de la rue, fut condamné à contempler son nez à perpétuité.

Une pareille fièvre n'est pas neuve, l'esprit humain est toujours disposé à substituer le raisonnement à l'observation, l'imagination à l'expérience, et à abandonner la vieille pratique, le sentier battu, pour se livrer aux spéculations hasardées. La nouveauté offre tant d'attraits que, sans plus réfléchir, on se précipite dans le tourbillon des hypothèses les plus absurdes, des théories les plus aventureuses.

L'histoire de l'art est pleine de discussions interminables, de luttes acharnées des écoles contre les écoles, à propos du sec ou de l'humide, du chaud ou du froid, du phlegme ou de la bile, etc. Que de systèmes tour à tour florissants, détrônés tour à tour ! Quand une fois on est lancé dans le domaine de l'imagination, l'on ne s'arrête plus, le terrain est sans limites, l'erreur s'efface devant l'enthousiasme ; de longues années se passent avant que le jugement recouvre sa liberté et signale les erreurs, les contradictions d'une doctrine. Alors on s'étonne, chaque partisan se demande comment il se fait qu'il ait poussé jusqu'au fanatisme la croyance de l'absurde. Puis, comme l'esprit humain est toujours le même, une nouvelle théorie se présente, les mêmes hommes se passionnent, les admirateurs reparaissent, pour marcher d'erreur en erreur jusqu'au jour de la désillusion.

Que de merveilles j'ai déjà vues rentrer dans le néant, d'où elles n'auraient jamais dû sortir ! Nous avons eu tour à tour le magnétisme, l'homœopathie, la médecine chimique, etc., etc. C'est actuellement le tour du camphre. Nos enfants ne pourront jamais se figurer qu'un homme soit venu, qui ait dit aux autres : Toutes les maladies sont causées par des animalcules ; or, quand vous voulez empêcher une fourrure de se manger aux vers, vous la couvrez de camphre ; camphrez-vous donc !..... Que sera-ce quand nos enfants apprendront que des milliers d'hommes ont eu foi à de telles naïvetés ? A coup sûr, ils croiront entendre narrer les contes de Barbe-Bleue ou du Petit-Poucet, et ils y prendront un plaisir extrême. O moutons de Panurge ! race impérissable ! « Uno avulso non deficit alter. » Quelqu'un parlait dernièrement devant certain petit garçon de ma connaissance, de la manière dont le camphre était supposé guérir : « Mais, s'écria l'espiègle, si le camphre tue les petits animaux, est-ce qu'il ne pourrait pas tuer les grands ?...» Enfant terrible, qui ruinait, sans y penser, toute une théorie en même temps qu'il donnait une leçon de bon sens à l'assemblée.

Je ne saurais trop recommander au lecteur de se tenir en garde contre de tels entraîne-ments. La vérité ne se montre jamais à nos yeux avec l'enthousiasme pour cortége. Galilée annonce que la terre tourne, il est contraint de se rétracter à deux genoux. Harvey découvre la circulation du sang, et il devient le jouet de ses contemporains. Et de nos jours, pour pro-pager une découverte qui arrache à la mort tant de victimes, je veux parler de la vaccine, n'est-on pas obligé de payer de malheureuses mères pour les forcer à faire participer leurs enfants aux bienfaits de cette innocente opéra-tion ? Toute invention utile a subi une épreuve, et il suffit de songer à l'espèce de purgatoire par lequel on a fait passer l'orthopédie, pour être assuré que l'orthopédie a une grande valeur.

Partout où il y a enthousiasme, il y a pas-sion ; partout où il y a passion, il peut, il doit y avoir erreur. La vérité se présente tout autre, elle est toujours ce qu'elle était du temps de Fontenelle : un coin qu'on ne fait entrer que par le gros bout, et c'est parce que je suis bien pénétré de cette idée, que je me suis permis cette digression à propos du strabisme, auquel il est temps de revenir.

Par strabisme, nous entendons un défaut de parallélisme des deux axes visuels ; ainsi, quand une personne atteinte de ce vice fonctionnel veut regarder fixement un objet à l'aide des deux yeux, l'œil louche, insensiblement ou tout à coup, et toujours involontairement, se dévie à droite ou à gauche, en dedans ou en dehors, suivant le mode de strabisme dont il est affecté. Que si cette personne essaye de fermer l'œil sain, l'œil strabique fonctionne normalement, et obéit à tous les mouvements que la volonté lui imprime ; mais dès que les deux yeux recommencent à regarder ensemble, la déviation reparaît. C'est une remarque que tout le monde a pu faire, et qui donne le secret de la réputation que s'était jadis acquise certain charlatan. Cet homme, lorsqu'il avait opéré un louche, couvrait immédiatement l'organe sain, et présentait l'autre à l'assemblée, devant laquelle il s'exerçait ; chacun admirait comme l'œil opéré manœuvrait en tous sens..... Le même résultat aurait pu s'obtenir avant l'opération.

Le strabisme n'affecte ordinairement qu'un seul œil; rarement on voit les deux yeux détournés à la fois de leur axe; la femme y est tout aussi exposée que l'homme, et aucun âge n'en est exempt, ce qui s'explique par la diversité des causes susceptibles d'engendrer le strabisme. Cependant, le nombre des louches est proportionnellement plus grand chez les enfants qu'à toutes les autres époques de la vie. La raison en est due à certaines causes qui existent pour la première enfance, et que nous ne retrouvons plus chez les adultes et chez les vieillards. La plupart du temps, le strabisme naît accidentellement; mais, néanmoins, il est souvent congénital, et d'autres fois héréditaire; car on peut hériter des yeux de ses parents comme des traits de leur visage : je dois toutefois ajouter que le strabisme héréditaire n'est pas des plus communs.

Le lecteur n'a sans doute pas oublié que l'organe de la vision se meut à l'aide de muscles chargés de le porter, qui en dedans, qui en dehors, etc. C'est presque toujours à une

altération dans la fonction musculaire qu'est
due l'action de loucher, que cette altération
soit médiate ou immédiate ; aussi le strabisme
est-il en rapport avec le jeu des muscles. De
là quatre divisions distinctes : le strabisme sera
divergent ou externe, si l'œil tend à se porter
en dehors; s'il se porte au contraire en dedans,
c'est le strabisme interne ou convergent, celui
que nous observons communément. Enfin, suivant que le globe oculaire est dévié en bas ou
en haut, le strabisme porte le nom de descen-
dant ou d'ascendant; cette dernière variété est la
moins répandue. Les quatre divisions peuvent
elles-mêmes se combiner ; c'est ainsi qu'il arrive de loucher en dehors et en bas, strabisme
convergent inférieur ; ou bien en dehors et en
haut, strabisme divergent supérieur.

Est-il vrai, ainsi qu'on l'a prétendu, que
presque toutes les personnes atteintes de strabisme aient la vue mauvaise? L'assertion manque d'exactitude; sans doute la vue des louches
n'est pas parfaite, mais on en rencontre beaucoup qui possèdent un degré de vision très-
convenable, et qui se servent de leurs yeux
depuis longues années sans avoir eu jamais
besoin de réclamer les secours de l'art. On a

dit aussi, à tort, que le strabisme en dedans annonçait un commencement d'amaurose ; ce n'est pas un indice plus certain que les autres : les amaurotiques louchent souvent, il est vrai, et cela se conçoit, puisque la vision chez eux devient de jour en jour moins distincte et ne s'opère plus qu'avec hésitation ; mais ils louchent tout autant en dehors qu'en dedans, et le strabisme convergent n'a, suivant nous, rien qui doive alarmer. On a dit encore que le strabisme s'accompagnait de diplopie. Ce phénomène de la double vision est plus constant; il tient précisément au défaut de parallélisme : les deux yeux ne voient pas sur le même plan ; ils sont de plus impressionnés diversement ; de là une vision dissemblable ou une double vision, qui d'ailleurs ne se manifeste qu'au début du strabisme, car peu à peu l'œil sain s'habitue à se charger seul de la fonction.

Mon but n'étant pas d'esquisser ici un traité de pathologie oculaire, mais bien de tracer quelques règles d'hygiène, dans l'intérêt de la conservation des yeux, on ne s'étonnera pas de me voir négliger tant soit peu tout ce qui regarde le strabisme acquis, affection à laquelle l'oculiste seul est appelé à porter remède, puis-

que seul il peut remonter à la cause ; en re-
vanche, je vais entrer dans quelques détails
sur la manière dont on contracte le strabisme,
ce qui me conduira naturellement à dire comment il est possible et même facile d'éviter de
devenir louche.

Quiconque examine un enfant avec attention,
est frappé de l'excessive mobilité de ses yeux.
Chez ce petit être, dont les membres semblent
frappés d'inertie, le regard ne cesse d'errer
dans une rotation perpétuelle, sans jamais se
fixer ; tous les objets attirent également son
attention, mais aucun ne l'arrête, à moins qu'il
ne soit très-différent des autres; c'est que l'enfant n'a nulle connaissance de tout ce qui l'entoure : rien ne le frappe, si ce n'est le contraste qui existe entre la lumière et l'obscurité.
Supposons pour un instant, et cette supposition
n'est que trop souvent la réalité; supposons que
le berceau de l'enfant se trouve dans l'appartement, de manière à ce que le jour lui vienne
d'une fenêtre située de côté. Dès qu'il sera
éveillé, ses yeux rechercheront avidement la
partie éclairée. Tant qu'il sera dans son berceau, son regard se tournera vers l'endroit par
lequel la lumière lui arrive, et cette gymnas-

tique, car c'en est une, se renouvelant chaque jour et plusieurs fois par jour, le strabisme finira par devenir permanent. Bien que l'enfant soit placé en face d'une fenêtre, il en sera de même si, à portée de sa vue et de côté, se trouve un objet sur lequel les rayons du soleil se reflètent avec plus d'éclat, sur le globe d'une pendule, par exemple.

On voit souvent des nourrices agacer leurs nourrissons à l'aide de ces petits jouets dont les enfants sont si avides. On ne se doute pas assurément qu'un tambour ou un polichinelle peut devenir une cause de strabisme. Le fait existe cependant, et les oculistes affirment que l'action de loucher en dehors des deux yeux vient de ce qu'on offre à l'enfant, des deux mains, deux objets également susceptibles de le séduire, et que le petit avide veut embrasser à la fois d'un même coup d'œil.

Le hochet se trouve dans le même cas; le luxe, qui se glisse partout, a trouvé moyen de s'introduire jusque dans ce petit instrument, que l'on fait d'or ou d'argent; outre le grave inconvénient d'offrir un corps dur à des gencives si tendres, on expose les enfants à devenir louches, en tentant leur vue à droite ou à gauche, en haut ou en bas, par l'éclat de ce bijou doublement dangereux.

Madame de Staël, si juste dans ses observations, a dit quelque part que certains nourrissons contractaient le strabisme pour avoir été allaités par des femmes qui portaient un signe à la mamelle ; cette opinion n'admet point de contestation.

Que les enfants eux-mêmes soient marqués au nez d'une tache, d'une verrue, d'un signe, il n'en faut pas davantage pour attirer leur attention, puisque, sans aucune de ces marques, on voit des enfants devenir louches par suite de l'habitude qu'ils ont acquise de regarder leur nez. L'imitation mérite aussi d'être rangée au nombre des causes qui produisent le strabisme.

Si tous ces objets, placés hors de l'œil, sont susceptibles de déterminer la maladie qui nous occupe, à plus forte raison comprendra-t-on l'influence des causes qui tiennent au globe de l'œil lui-même; telles sont les taies et les cicatrices résultant d'anciens ulcères de la cornée. J'établis ici une différence entre les taies et les cicatrices, comme je l'ai fait dans mon Mémoire sur les taches de la cornée, parce que, bien que ces deux maladies se présentent sous l'aspect de taches blanchâtres, elles ne sont pas moins de nature très-différente, et ne conduisent pas au strabisme de la même manière. Qu'une taie, par exemple, occupe le centre de la cornée ; cette opacité mettant obstacle au passage des rayons lumineux qu'elle sépare de la pupille, à la manière d'un rideau, l'œil se portera en dehors ou en dedans, pour essayer de rassembler les rayons qui n'arriveront à la pupille qu'obliquement, à travers les parties de cornée demeurées transparentes. S'agit-il d'une cicatrice cornéale ; que cette cicatrice résulte d'une blessure ou d'une ulcération, la partie cicatrisée, offrant un enfoncement cupuliforme, ne se trouve plus de niveau avec le reste de la courbe cornéenne; et bien que souvent l'opacité ne soit pas impénétrable à la lumière, comme la diplopie survient à cet endroit, ou que tout du moins la vision s'opère inégalement, l'œil tend encore à se dévier pour rechercher les rayons qui traversent une autre portion de la cornée.

Il est encore une cause de strabisme qui pourrait augmenter le cadre des maladies déterminées par les remèdes : c'est la malencontreuse habitude que conservent quelques médecins, de ne couvrir qu'un seul œil chez les enfants affectés d'ophthalmie. Il paraît rationnel, au premier abord, de ne soigner que l'œil malade, et de laisser à découvert celui qui est sain. Mais si l'ophthalmie se prolonge, l'organe sain gagnera de jour en jour de la force, tandis que son congénère s'affaiblira, et la vision ne se fera plus qu'inégalement, lorsque ce dernier sera rendu à la lumière. N'est-ce pas le cas de dire que le remède est pire que le mal ?

Nous venons de passer en revue toutes les causes auxquelles l'hygiène peut facilement remédier ; mais ce ne sont pas, à beaucoup près, les seules capables d'engendrer le strabisme. Ainsi, une différence de sensibilité des deux rétines peut amener une déviation du globe oculaire ; un spasme musculaire, occasionné par un accès de colère, ou par la terreur, déterminera le même accident. Est-il nécessaire de dire que la présence des vers dans l'intestin, que la dentition, que les convulsions, fléau des enfants et désespoir des parents, ont maintes fois rendu louches de petits êtres qui jusqu'alors avaient joui d'une vision normale ; et si nous voulions élargir notre cadre à mesure que le mal devient plus grave, ne pourrions-nous pas parler du strabisme qui survient durant l'inflammation et le ramollissement du cerveau, ainsi que dans l'hydrocéphale et les tubercules scrofuleux? Mais cette triste série se trouve en dehors des limites fixées à notre ouvrage; le strabisme n'a plus alors de valeur que comme symptôme, et ne constitue qu'une affection bien minime, qui s'efface devant la gravité de maladies par lesquelles la vie se trouve prochainement compromise. Abandonnons ce tableau lugubre, pour nous occuper des moyens de prévenir ou de combattre le strabisme pur et simple. Les règles à suivre sont la plupart du temps très-faciles, et n'exigent qu'un peu d'attention et de persévérance.

1° La mère de famille aura soin que le berceau de l'enfant ne soit jamais placé de manière à ce que la lumière lui vienne de côté; elle écartera de la portée de ses yeux tout objet par trop brillant et susceptible d'attirer son regard autrement que de face; elle s'assurera que dans tous les petits soins de propreté qu'exige son enfant, et qui se renouvellent ordinairement à la même place, et souvent, il ne soit point exposé à recevoir le jour latéralement.

2° Elle recommandera à la nourrice, si elle n'a pas le bonheur de l'être elle-même, de ne jamais présenter à son nourrisson un jouet de chaque main ; et quand je dis recommander, j'entends qu'elle s'assurera souvent par elle-même que sa recommandation est mise à profit. Les nourrices sont toujours persuadées que les mères n'y entendent rien (c'est leur expression habituelle), et, dans cette persuasion, elles sont disposées à faire le contraire de ce qu'on leur dit. Surveillez aussi la manière dont l'enfant est vêtu ; une épingle qui le blesse le fera pleurer et se mettre en colère. Sachez toujours, si cela est possible, pourquoi il crie et se fâche, et que le remède ne se fasse point attendre, puisque nous avons signalé la colère comme cause de strabisme.

3° Une mère de famille éclairée ne donnera jamais à son enfant un hochet d'ivoire, encore moins d'argent ou d'or ; ces instruments, par leur dureté et leur éclat, nuisent aux gencives aussi bien qu'aux yeux ; un long morceau de racine de guimauve ramollie dans l'eau sera moins brillant, mais remplacera avantageusement tous les hochets du monde.

4° Si le sein présente une tache ou un signe

susceptible d'attirer l'attention du nourrisson, que ce signe soit toujours masqué à l'aide d'un fichu ; dans ce cas, le remède est toujours à côté du mal.

5° Si le nez de l'enfant est marqué d'une verrue ou d'un signe quelconque, à la première apparence de strabisme, une petite opération deviendra nécessaire. L'avis est peut-être cruel, mais entre une douleur momentanée ou un accident aussi durable peut-être que la vie, le choix n'est pas douteux.

6° Il est plus difficile d'obtenir un bon résultat avec les enfants qui louchent par imitation. En pareille circonstance, on essayera de faire comprendre tout le disgracieux de cette manie. Aux enfants indociles ou trop jeunes pour se rendre compte de la portée d'une observation, on essayera d'imposer quelques petites privations... de jeu ou de bonbons, bien entendu.

7° Lorsque les enfants auront atteint l'âge de raison, et ces derniers conseils s'adressent également aux adultes, il sera utile de couvrir l'œil sain pendant une heure ou deux chaque jour, et de contraindre ainsi l'œil louche à fonctionner seul. Tous les jours aussi il sera bon de chercher à mirer les deux yeux à la fois devant une glace; cet exercice gymnastique a pour but de forcer les organes à revenir au parallélisme, en donnant une idée de la difformité. Dans les moments de récréation, et lorsque l'œil sain sera couvert, on engagera les enfants à se livrer de préférence à des jeux qui exigent que l'œil voie de loin et se livre à un exercice perpétuel : ainsi la balle élastique. Il est presque superflu de dire que si le strabisme affecte les deux yeux, on les couvrira tour à tour. On essayera aussi de la lecture, en plaçant le livre du côté opposé au strabisme.

Buffon a émis une opinion que je suis loin de partager. Il conseille de faire fonctionner les yeux, munis, celui qui est louche, d'un verre plan, celui qui est sain, d'un verre convexe. Le résultat se comprend, la vue se trouble à travers le verre convexe, et l'œil malade fonctionne seul. C'est, il me semble, s'exposer à compromettre gratuitement un organe en bon état ; mieux vaut le cacher complétement. Ces différents exercices seront puissamment aidés, si l'on place une mouche de taffetas noir sur le nez, ou un corps noir et saillant sur les joues, suivant que le strabisme sera divergent ou convergent, ce corps coloré fera un appel continuel aux mouvements de l'œil, et contribuera peu à peu à violenter l'action des muscles paresseux.

8° Pour compléter ce que nous avions à exposer relativement au strabisme, il nous reste à parler des louchettes. Je ne m'arrêterai pas à décrire toutes les formes qui ont été proposées et qui varient à l'infini ; je me bornerai, au chapitre qui traitera de l'art de l'opticien, à donner une idée de la louchette que je considère comme la plus utile, et que j'emploie habituellement dans ma pratique.

Ces conseils, je le répète, ont besoin d'être suivis avec beaucoup de soin et de persévérance ; dans certains cas le succès sera complet, dans d'autres la médecine devra venir en aide, suivant la cause qui aura agi, et qu'il appartient à l'homme de l'art d'apprécier et de combattre.

Il en sera de même, bien entendu, pour le strabisme lié à une des graves affections qu'il m'a suffi de mentionner. Quant à l'opération du strabisme, ce n'est point ici le lieu d'en discuter la valeur, je me borne à dire que je la crois quelquefois nuisible, superflue souvent, et rarement utile.

CHAPITRE IX.

CONSEILS HYGIÉNIQUES CONCERNANT TOUTES LES CLASSES
DE LA SOCIÉTÉ, ET EN PARTICULIER LES GENS DE LETTRES,
LES HOMMES D'ÉTAT, ET TOUTES LES PERSONNES LIVRÉES
AUX TRAVAUX DE CABINET.

§ Ier.

Sans admettre que la bonne vue soit le partage exclusif de la canaille, ainsi que l'a affirmé un de mes confrères, il est impossible de nier que l'organe de la vision ne soit d'une délicatesse et d'une susceptibilité extrêmes chez un grand nombre de personnes qui se livrent aux travaux de l'intelligence. Dans un chapitre précédent, j'ai signalé les inconvénients, les accidents graves, irremédiables parfois, qu'entraînent à leur suite les passions désordonnées de toute sorte ; j'ai parlé en particulier des bals, des spectacles, des estaminets, etc. Indiquer le mal, c'était aussi indiquer le remède ; je ne reviendrai donc pas sur ce sujet, et les pages que l'on va lire, bien qu'offrant çà et là des réflexions concernant surtout les hommes dont les yeux se trouvent compromis par des excès de travail intellectuel, sont écrites néanmoins en vue d'être utiles à toutes les classes de la société, et renferment des préceptes dont chacun pourra faire son profit.

Tous les jours j'entends dire : Le temps était mauvais hier, je ne me suis pas hasardé à sortir, eu égard à la délicatesse de ma poitrine; ou bien : Je suis obligé de me priver de tel aliment, mon estomac se refuse à le digérer. Mais rarement on vous dira : J'ai manqué tel bal, telle soirée; j'ai abandonné telle lecture ; j'ai remis à plus tard la composition de tel mémoire, parce que ma vue est faible et supporte péniblement la lumière. Et pourtant, de même qu'après une longue promenade nous éprouvons le besoin de prendre du repos, si vigoureux d'ailleurs que nous soyons; de même aussi la meilleure vue ne saurait s'exercer sans relâche, à plus forte raison si déjà elle est délicate.

Loin de moi la pensée de tracer le tableau de toutes les maladies auxquelles expose le peu de soin dont on entoure le sens le plus précieux ; cette peinture nous entraînerait à des détails, sinon sans intérêt, du moins sans utilité pour le lecteur; cependant, je ne saurais me dispenser de mentionner certains accidents, très-communs de nos jours, très-graves dans leurs résultats, et dont il serait facile de se préserver.

En premier lieu se présente la sensation des mouches volantes.

§ II.

Il est un phénomène que j'ai observé souvent chez les littérateurs et chez les personnes qui appartiennent à l'administration, à la magistrature et à nos diverses écoles, etc.; il est désigné généralement sous le nom de mouches volantes. Il ne faut pas se le dissimuler, cette infirmité si ennuyeuse, si gênante, si sérieuse même, résulte du travail et de l'application; on la rencontre aussi parfois chez les bijoutiers, les graveurs, les émailleurs, etc., forcés de se livrer le soir à des travaux minutieux, et à la lueur de mauvaises lumières artificielles.

Les mouches volantes ou imaginations de Maître-Jan, peuvent débuter instantanément; mais la plupart du temps elles sont précédées de symptômes qu'il est bon de faire connaître. C'est presque toujours : une grande céphalalgie

accompagnée d'un état général d'engourdisse-
ment, de vertiges, de somnolence ; l'œil devient
douloureux, la sensibilité de la rétine est exa-
gérée, et peu à peu survient la sensation de
points lumineux : taches, mouches, traînées
brillantes, lignes, bandes, paquets de cheveux,
araignées, réseaux de couleur variable, blanche ou noire, violette ou verte.

Ces différentes formes suivent tous les mouvements de l'œil, restent toujours dans le
même rapport avec l'axe visuel, et cessent de
se mouvoir dès que l'œil reste immobile. Là ne
s'arrête point le mal, il marche toujours en en-
vahissant ; les taches dont nous parlons se
multiplient, s'étendent et peuvent se terminer
par l'aveuglement total, c'est-à-dire par une
amaurose ou goutte sereine, maladie que l'on
a appelée le tourment des médecins et l'oppro-
bre de l'art. « C'est rechercher la pierre philosophale, dit Maître-Jan, que de vouloir trouver des remèdes pour guérir la goutte sereine ;
cette maladie est absolument incurable. » Les
travaux des chirurgiens modernes ont heureusement réussi à donner plus d'une fois un dé-
menti aux anciens ; néanmoins la perspective
de l'amaurose est tellement affreuse et déso-

lante, que j'ai cru devoir, dans un chapitre consacré surtout à l'hygiène des hommes de cabinet, suspendre cette menace sur leur tête, comme une autre épée de Damoclès. Hélas ! malgré les efforts de la science, ils ne sont encore que trop nombreux, les gens de lettres condamnés vivants à la nuit éternelle !

Disons aussi, pour être vrai et pour ne pas rendre le tableau plus sombre, que les mouches volantes ne sont pas toujours le prodrome d'une cécité prochaine. Souvent, le plus souvent peut-être, il est aisé de les combattre et de les détruire entièrement. Ces corpuscules ou filaments se distinguent d'autres taches dites amaurotiques, en ce qu'au lieu d'être fixes, ils sont mobiles, intermittents, et qu'ils voltigent constamment. Le malade ne les aperçoit pas sans cesse ; il est même obligé d'appliquer les yeux longtemps sur un fond clair ; ils apparaissent alors, oscillent pendant quelque temps, et semblent retomber par leur propre poids. Ce qui paraîtrait singulier, c'est que ces corps voltigeants se détachent souvent en clair sur le fond clair lui-même, où le malade les observe. Un employé du ministère des finances, qui avait parfaitement étudié son affection, et que j'ai traité il y a quelques années, les comparait à des stries d'une eau gommeuse sur un verre transparent. Ce phénomène est parfaitement décrit par Darwin, sous le nom de spectres oculaires.

J'ai eu l'honneur d'être consulté par deux savants, qui tous deux avaient été ministres de l'instruction publique, et qui tous deux aussi étaient affectés de corps voltigeants. J'ai remarqué, chez ces deux personnages, que la sensation des mouches coïncidait avec la présence de granulations sur la conjonctive des paupières inférieures. Cet état granuleux mérite d'être cité dans une hygiène oculaire, car rien n'est plus commun que de la rencontrer chez les personnes qui vivent de la vie intellectuelle, et qui sacrifient leurs yeux au travail de l'esprit.

En général, voici comment les choses ont lieu : on passe chaque jour de longues heures livré à la lecture, à l'écriture, à la méditation; le cerveau et les yeux sont alors dans une tension perpétuelle. Cet exercice ne saurait se renouveler fréquemment sans laisser des traces. A la suite du travail, qui le plus souvent a lieu le soir, les paupières se fatiguent, le bord ciliaire devient légèrement rougeâtre, la tête est em-

barrassée; on s'aperçoit après un certain temps
que les yeux ne fonctionnent plus aussi bien
que d'habitude ; abaissez alors les paupières,
vous les trouverez épaissies, injectées; de nombreux vaisseaux variqueux rampent à la surface de la conjonctive, résultat infaillible d'une
excitation longtemps prolongée et sans cesse
renouvelée, qui appelle dans l'organe oculaire
un afflux de sang anormal.

Que si vous ne tenez aucun compte de cet
avertissement, et que vous ne fassiez pas de la
vue un usage plus modéré, les symptômes
iront croissant, le travail deviendra plus pénible, la fatigue se fera sentir beaucoup plus tôt.
A la pesanteur des paupières succédera une
gêne, un embarras, qui bientôt dégénérera en
cuisson, en sensation de grains de sable entre
les paupières et le globe de l'œil; les yeux, lar-
moyants d'abord, laisseront ensuite échapper
un liquide jaunâtre qui colle les paupières durant la nuit, et qui n'est autre qu'une sécrétion
morbide mélangée aux larmes.

Dans cet état, on rencontre toujours la face
interne des paupières inférieures, recouverte,
surtout à l'angle externe, de points granuleux
assez semblables aux petits lobules d'une fram-

boise. On conçoit parfaitement que ces granulations, faisant saillie sur la conjonctive, et frottant sur le globe oculaire, produisent la sensation de gravier; on conçoit également que la pression exercée sur l'œil par ces différentes saillies, puisse donner naissance au phénomène des mouches volantes.

Cette hypothèse, que j'ai déjà exposée dans mon Mémoire sur l'Amaurose [1], me semble d'autant plus admissible, que les corpuscules voltigeants cessent d'être perçus par le malade quand il a fixé quelque temps ses yeux sur un fond clair, et qu'il est obligé de fermer les paupières pour que le phénomène se produise de nouveau. Enfin, un fait qui paraîtrait confirmer cette théorie, c'est que j'ai souvent fait disparaître les corps voltigeants en détruisant les granulations.

J'ai cité l'amaurose et la conjonctive granuleuse comme les deux formes principales d'ophthalmie auxquelles sont sujets les hommes de cabinet; elles sont loin d'être les seules. Il en est une, entre autres, que je ne passerai point sous silence, c'est l'amblyopie.

---

[1] Mémoire sur les divers états pathologiques connus sous le nom d'*amaurose*, par le docteur Magne. 1841.

§ III.

Cette affection est considérée, par quelques oculistes, comme une amaurose commençante, ce qui explique les observations nombreuses d'amauroses guéries avec une extrême facilité. De ce que la goutte sereine débute par un affaiblissement graduel de la faculté optique, doit-on en conclure que cet affaiblissement ne puisse se montrer isolé et indépendamment d'elle ? Pour ma part, j'ai eu souvent occasion de remarquer qu'il existe une obscurité de la vision sans rapport avec la goutte sereine, et cédant promptement à un traitement bien dirigé.

L'amblyopie consiste dans une certaine paresse de la vue, occasionnée par une atonie momentanée de la rétine. Les malades atteints d'amblyopie éprouvent de la difficulté à distinguer certains objets que dans un temps plus ou moins éloigné ils reconnaissaient facilement. Comme il est très-rare qu'on n'ait pas été atteint de quelque maladie, ou même d'une indisposition légère, on ne manque pas d'attribuer à cette indisposition ou à cette maladie, l'imperfection de la vue, ne s'en tourmentant que peu ou pas, ne consultant point d'oculiste, et vivant avec cette infirmité qui gêne cependant jusqu'à un certain point les occupations habituelles.

D'autres se plaignent que leur vue est devenue paresseuse, qu'elle se fatigue promptement, et qu'ils sont forcés d'en suspendre l'exercice, parce qu'elle ne s'opère plus qu'à travers un brouillard. L'oculiste, qui procède à un examen attentif de l'appareil oculaire, trouve dans ces cas les milieux et les membranes de l'œil parfaitement intacts, si ce n'est que la conjonctive est injectée. Quant à la pupille, elle se resserre et se dilate convenablement. En interrogeant les malades, on apprend presque toujours que la vue s'est fatiguée par l'exercice prolongé de travaux de lecture, d'écriture, de peinture, de gravure, etc., à la lumière artificielle. L'amblyopie se rencontre assez ordinairement chez les vieillards, et l'on peut dire avec raison que les yeux sont atteints d'une vieillesse anticipée, toutes les fois qu'ils présenteront les symptômes que nous venons de mentionner.

Les soins hygiéniques de la vue peuvent se rapporter à trois points principaux, relative-

ment à l'air, au régime alimentaire et à la
veille. Nous allons exposer successivement les
règles qui doivent nous diriger dans chacune
de ces divisions.

§ IV.

De l'air considéré dans ses rapports avec l'hygiène
de la vue.

L'air qui nous environne de toutes parts joue
un très-grand rôle dans les inflammations oculaires ; mais aussi, suivant les modifications
qu'on sait lui imprimer, il constitue l'un des
meilleurs moyens hygiéniques propres à combattre ou à prévenir ces inflammations, Son
action sur la périphérie du corps le fait ranger
parmi les causes externes des ophthalmies,
auxquelles prédisposent en effet certaines époques de l'année, marquées par une constitution
froide et de grands vents. C'est le moment des
ophthalmies catarrhales, et cette influence de
l'air sur les membranes muqueuses est tellement manifeste, qu'on l'a observée de toute
antiquité : « Les années pluvieuses donnent
naissance à des ophthalmies, » a dit le père de
la médecine. Une disposition froide et humide

de l'atmosphère engendre ce caractère épidé-
mique reconnu par les oculistes dans les maladies de la conjonctive, et en particulier par
Demours, dans les mois de janvier et février
1806.

Quelques praticiens n'ont pas craint d'affirmer que l'air et la diète guérissaient les trois
quarts des ophthalmies. Si cette assertion était
vraie, l'air ne ferait que réparer le mal dont il
aurait été lui-même la cause. Il est certain
d'ailleurs, et nous en avons tous fait l'expérience, que lorsque l'air est sec et la température douce, les yeux éprouvent un bien-être
tout particulier. Il n'en est pas de même par les
temps froids ou humides : la sécrétion des larmes augmente, les paupières se tuméfient, et
la conjonctive ne tarde pas à s'enflammer.
N'oublions donc pas, et ce précepte est essentiel, que le froid humide constitue un ennemi
redoutable contre lequel nous ne saurions jamais trop nous tenir en garde.

La transition brusque d'un air chaud et sec à
une température froide et humide, produit des
résultats singulièrement funestes : avis aux
personnes qui contractent la fâcheuse habitude
de conserver leurs fenêtres ouvertes durant les

nuits d'été ; c'est s'exposer à payer de sa vue la trompeuse douceur d'une fraîcheur momentanée. Les ophthalmies purulentes qui sévissent si cruellement sur les habitants de l'Égypte, comptent parmi leurs causes déterminantes, le passage subit d'une journée brûlante au froid glacial des nuits ; aussi le nombre des borgnes et des aveugles est-il considérable sur la terre d'Égypte. Je suis persuadé qu'une hygiène bien entendue rendrait d'immenses services aux Égyptiens. Espérons qu'avec le temps et les ordres éclairés de l'illustre chef qui a régénéré l'Égypte, l'ophthalmie purulente cessera de régner endémiquement sur cette contrée.

Les expressions de coup d'air et de vent coulis sont depuis longtemps populaires : on ne saurait croire la quantité d'ophthalmies qui résulte du passage de l'air à travers une porte ou une fenêtre entr'ouvertes, et je dois le dire, à la honte de la civilisation, loin d'essayer d'écarter ces causes de maladies, la cupidité ne songe qu'à les accroître.

Il y a quelques années, quand les merveilles de la vapeur n'avaient pas encore été exploitées par les industriels, tout voyageur, si modique que fût sa bourse, était sûr de trouver, dans les diligences, une place sinon confortable, du moins commode, et qui le mettait à l'abri des injures de l'air. Aujourd'hui, les trafiquants en ont décidé autrement ; grâce à la rapacité des compagnies de chemin de fer, le misérable qui ne peut atteindre à la somme fixée pour les voitures de seconde classe, se trouve renfermé dans un tombereau, où l'on ne craint pas de l'exposer aux ardeurs du soleil, au froid, à la pluie, à la neige, aux vents et aux poussières, dont l'action malfaisante est multipliée par la rapidité de la course. A l'époque de l'inauguration du chemin de fer du Nord, les journaux prodiguèrent à l'envi leurs éloges aux industriels qui avaient daigné fermer les wagons du pauvre, Sommes-nous donc si tombés, que l'acte le plus simple d'humanité excite de pareils transports !.. Malheureusement, ces félicitations étaient intempestives : les wagons sont bien réellement couverts, mais rien ne ferme les ouvertures pratiquées pour livrer passage à l'air et à la lumière ; rien, car un mauvais chiffon de toile grise ne saurait protéger contre les intempéries. Ce perfectionnement n'est autre chose qu'un progrès à reculons ; dans les tombereaux, du moins, on est exposé à l'air libre ; dans les

cages perfectionnées, c'est un courant d'air perpétuel : vents, poussières, neige, pluie, soleil
brûlant, rien n'y manque, et tout cela pour éco-
nomiser quelques morceaux de vitre. La santé
du pauvre vaut-elle la peine qu'on se prive de
quelques pièces d'or !

Puisque nous avons abordé la question des
chemins de fer, j'en profiterai pour recommander au lecteur de se placer toujours de manière
à tourner le dos à la machine, ou, dans le cas
contraire, de se munir de conserves colorées,
en gris de lin, en gris de fumée ou en teinte
neutre, dans le but d'empêcher l'air de frapper
trop vivement sur les yeux, et de protéger ces
organes contre les paillettes de houille lancées
par la machine, et qui viennent s'incruster soit
sous les paupières, soit sur la cornée elle-
même. Il ne se passe pas de mois que je ne
sois appelé pour enlever ces corpuscules étrangers, qui occasionnent des douleurs exces-
sives et peuvent déterminer des accidents sérieux.

Les personnes dont la vue est tendre, et
dont les paupières sont dépourvues de cils, ne
s'exposeront jamais à sortir sans conserves,
par un soleil ardent, ou par un temps de neige,

ou enfin quand il s'agira de se garantir de la poussière ou du vent.

La pureté de l'air, l'absence de la fumée et de toute vapeur irritante, constituent autant de conditions hygiéniques qu'il est à peine nécessaire de mentionner. On aura soin aussi de renouveler l'air d'un appartement le plus souvent possible, en évitant, toutefois, de tenir les fenêtres trop longtemps ouvertes durant les journées pluvieuses ; de s'abstenir de faire des stations prolongées dans les réunions nombreuses, qui manquent d'air ou qui ne contiennent qu'un air vicié, enfin on se gardera bien d'habiter une maison récemment bâtie ; précepte si parfaitement compris du vulgaire, quand il parle, dans son langage trivial, des inconvénients d'essuyer les murs.

La température de nos appartements ne doit guère dépasser seize à dix-huit degrés centigrades. Cette règle est essentielle non-seulement quand les yeux sont parfaitement sains, mais surtout dans le cas d'ophthalmie ; alors l'air chaud d'une chambre à feu peut devenir nuisible. L'habitude, qui existe encore, de confiner le malade dans l'appartement pendant la durée des ophthalmies, est loin d'être utile et

avantageuse : la tristesse et l'isolement détrui-
sent le bon effet que l'on croit retirer de cette
précaution. Demours s'était tellement convaincu de ce résultat, dans sa longue pratique,
que si une trop grande photophobie s'opposait
à la sortie du malade, il prescrivait une promenade à la chute du jour, méthode vicieuse,
à mon avis, puisqu'elle choisit le moment le
moins salutaire de la journée, et que je me gar-
derais bien d'employer. On est bien plus certain d'atteindre le but en conseillant au malade
le grand air pendant le jour, avec la seule précaution de lui faire porter des conserves d'une
couleur très-sombre, ainsi que je le prescris à
mes opérés de cataracte.

§ V.

**Du régime alimentaire considéré dans ses rapports avec
l'hygiène de la vue.**

On est loin de se figurer, dans le monde, l'influence que le régime alimentaire exerce sur la
vie en général, et sur l'appareil oculaire en particulier, ou si l'on y songe, la négligence est si
grande, qu'on ne croirait pas en vérité qu'il s'agit
non seulement de l'existence physique, mais en-

core du bonheur ici-bas. Pour un grand nombre d'individus, manger est un plaisir auquel ils se livrent pour satisfaire leur seule sensualité, s'embarrassant fort peu du choix des mets, pourvu que ceux-ci flattent agréablement leurs palais émoussés. D'autres, considérant le manger comme une nécessité à laquelle ils sont soumis, ne tiennent aucun compte de l'heure des repas, qu'ils font sans règle ni mesure : et cependant, de l'hygiène alimentaire dépendent en grande partie la santé et le moral de l'homme.

Il m'a semblé que si l'on connaissait mieux les phénomènes relatifs à la nutrition, il en résulterait nécessairement un grand désir de favoriser l'action normale de cette fonction ; c'est pourquoi j'ai jugé utile d'en donner, en deux mots, une idée au lecteur.

Pas une minute de notre existence ne s'écoule sans que nous ne perdions quelque partie des matériaux nécessaires à notre développement et à l'accomplissement de nos fonctions ; une réparation est donc indispensable pour que nos organes soient toujours aptes aux offices qu'ils doivent remplir. Les aliments, qui servent à compenser les pertes, entrent donc dans la composition, dans la propre chair de l'individu ;

les substances nutritives qui tout à l'heure appartenaient à tel ou tel végétal, à tel ou tel animal, dans un instant seront assimilées, c'est-à-dire qu'elles feront partie de la substance même de l'organisme. Peu importe, après tout, qu'un mets flatte plus ou moins l'odorat et le goût; l'essentiel est de savoir quelle sera son action dans la composition du chyle résultant du travail de la digestion, puisque ce chyle se mêlera à notre sang, traversera notre corps par mille canaux différents, et y portera la vitalité que nous sommes maîtres d'y introduire nous-mêmes par le choix que nous aurons fait.

Pourquoi le riche qui nage dans l'abondance est-il exposé à voir un jour tous ses membres déformés, contournés par la goutte? C'est que la somptuosité de sa table le convie sans cesse à de nouveaux excès; sa nourriture se compose la plupart du temps de viandes chargées de principes nutritifs, que rendent plus excitants encore les épices artistement distribuées. Les vins généreux dont il fait un usage immodéré ne contribuent pas peu à accroître cette excessive vitalité dont son visage surabonde. Et de quelle façon dépense-t-il une pareille exubérance de santé? Une voiture, docile à son moindre caprice, le conduit partout où il lui plaît de se porter ; le travail ne prélève guère qu'une toute petite part sur la richesse de son économie ; aucun exercice sérieux ni de corps ni d'esprit : aussi s'endormira-t-il chaque soir, ou plutôt chaque matin, fatigué, accablé, les paupières alourdies et la tête appesantie par cette surabondance de propriétés vitales. Mais la dernière moitié de sa vie lui fera expier les trompeuses délices de la première : ces membres qu'il dédaignait lui refuseront le service ; ce travail qu'il considérait comme un fardeau, il voudrait s'y livrer au prix de sa fortune ; cette intelligence qu'il négligeait finira par l'abandonner complétement ; un voile s'étendra sur ses yeux ; le sang, devenu trop épais pour pouvoir circuler, comprimera et paralysera son cerveau ; il ne s'acheminera donc vers la mort qu'accablé de regrets, de douleur et d'infirmités ; et, comme si la punition n'était pas assez complète, il transmettra le germe de son mal à ses descendants jusqu'à la troisième et à la quatrième génération, pour me servir des paroles de l'Écriture. Les riches, que l'on appelle à tort les heureux de ce monde, ont donc d'autant plus besoin d'une vie réglée, que leurs tentations sont plus souvent répétées, que leurs fantaisies sont plus faciles à satisfaire.

Si l'abus des aliments engendre de funestes résultats, l'excès opposé n'est pas moins nuisible. On doit se nourrir en raison des pertes que l'on éprouve; rien de plus fâcheux que cette ardeur du travail qui porte à négliger l'instant des repas, habitude commune à la plupart des gens de lettres; l'intelligence dépense beaucoup, aussi ne doit-elle pas faire oublier au corps qu'il a besoin de se réparer. Le conseil s'adresse également à la classe pauvre. On voit de malheureux ouvriers vivre pendant toute une semaine de privations, et gaspiller en un jour le fruit de leur travail; aussi leurs forces ne tardent-elles pas à s'épuiser; tandis qu'avec de l'ordre et une économie sagement entendue, ils pourraient se procurer chaque jour une nourriture substantielle et capable d'entretenir la vigueur dont ils ont besoin. D'autres, plus réservés, mais moins heureux, ne trouvent pas dans leur salaire les moyens de se procurer le plus strict nécessaire; ceux-là sont dignes de toute notre sympathie; ils se rencontrent surtout dans les fabriques, qui trafiquent de la vie des enfants tout aussi bien que de la vie des hommes, honteuse spéculation qu'on ne saurait trop flétrir !

Nous avons dit que certaines professions prédisposent à la cataracte : ainsi les cuisiniers, les cultivateurs, les verriers, les forgerons, etc. Il est certain que les chances fâcheuses diminueront d'autant plus que le régime alimentaire sera moins excitant ; quand la nature du travail a pour effet de congestionner la tête et les yeux, il faut bien se garder de surajouter à cette excitation par des excès alcooliques.

Puisque, par la nutrition, l'homme introduit dans l'économie des substances destinées à faire partie de l'organisme, à devenir la chair de sa chair, chacun comprendra tout le soin qu'il est nécessaire d'apporter tant à la qualité qu'à la quantité des aliments et des boissons. Les heures des repas méritent en outre d'être prises en considération.

Quant au choix des aliments : un régime mi-partie végétal et animal convient au plus grand nombre. Les épices, que l'art culinaire sait employer parfois avec un tact exquis, procurent une jouissance passagère qui ne saurait balancer leurs déplorables effets. La viande grillée est à coup sûr préférable à tous les ragoûts du monde, si bien préparés qu'ils soient d'ailleurs et si tentant qu'en soit le fumet. Les légumes et les fruits cuits sont de facile digestion, surtout les légumes aqueux. Les poissons varient avantageusement l'alimentation, à la condition toutefois d'être parfaitement frais et exempts de tout commencement de fermentation putride; je ne saurais en dire autant des œufs de ces animaux : ils sont toujours indigestes, surtout ceux de la carpe, du brochet, du barbeau, etc.

Comme boisson, rien de plus salutaire que l'eau rougie, rien de plus nuisible que le vin pur et à plus forte raison les liqueurs alcooliques; tout le monde en convient, c'est une vérité qui n'a pas besoin d'être démontrée et dont nous sommes loin cependant de faire notre profit. Je dois néanmoins avouer qu'il serait difficile, à notre époque, de rencontrer dans les classes intelligentes de la société quelques-uns de ces buveurs dont Montaigne a dit : « Leur fin, c'est l'avaller plus que le goûter ; leur volonté est plantureuse et en main. » L'état abject dont Lucrèce trace si énergiquement le tableau au livre iiie, De natura rerum, n'appartient plus qu'aux buveurs de bas étage:

Consequitur gravitas membrorum. Præpediuntur
Crura vacillanti, tardescit lingua, madet mens.
Nant oculi, clamor, singultus jurgia gliscunt, etc.

Mais combien de personnes partagent l'opinion
d'Horace, qu'un peu de vin dans la tête est une
chose charmante. Par le vin, les pensées se-
crètes se dévoilent, l'espérance fait place à la
réalité, le lâche devient brave, les soucis dispa-
raissent, la science naît sans étude :

. . . . Operta recludit,
Spes jubet esse ratas, ad prælia trudit inertem,
Sollicitis animis onus eximit, addocet artes.

Le lecteur trouvera sans doute que je suis
prodigue de citations; mais ce n'est point sans
raison que je fais intervenir Horace en cette
circonstance : pour qu'un changement semblable à celui qu'il indique survienne dans le
moral d'un individu, il faut nécessairement
que l'organisme lui-même soit modifié; la sur-
excitation momentanée qui se manifeste, si légère, si minime qu'elle paraisse, ne se renouvelle pas souvent sans troubler l'harmonie des
fonctions; il n'est point nécessaire de s'enivrer
pour que le vin détermine un afflux de sang à
la tête; examinez-vous bien à la fin d'un repas
où vous aurez cru être très-modéré dans l'usage
de cette liqueur. Votre visage est coloré, vos

yeux sont brillants, vous vous sentez plus gai, plus alerte, le sang circule avec plus de rapidité ; mais la nuit sera mauvaise, agitée, la digestion ne s'opérera pas sans peine, et au réveil, un regard abattu, des paupières rougies, un léger embarras de la tête, une fatigue manifeste des membres, une certaine paresse du cerveau, vous avertiront que l'équilibre normal a été quelque peu dérangé.

J'insiste sur ce sujet, qui me paraît des plus importants ; le trouble se présente si léger, qu'à peine il attire l'attention ; mais ainsi que l'eau qui s'épanche goutte à goutte finit par creuser la pierre, ainsi des stimulations peu exagérées, mais fréquentes, réitèrent l'appel du sang au cerveau, congestionnent la région oculaire et déterminent des ophthalmies d'autant plus tenaces qu'elles seront nées plus lentement.

Que les aliments et les boissons soient donc de bonne qualité, et que la sobriété préside toujours à nos repas ; mieux vaut quitter la table avec un reste d'appétit, que s'exposer à une digestion laborieuse, pour n'avoir pas su résister à des désirs immodérés. On remarquera, sans doute, que je me suis abstenu de discourir sur l'ivrognerie ; en vérité, j'aurais cru blesser le lecteur en lui exposant les résultats de ce vice ignoble et grossier ; pour ceux qui s'y adonnent, l'hygiène n'a point de préceptes, car ils seraient incapables de les comprendre.

L'heure des repas doit être réglée et invariable ; l'estomac s'accommode beaucoup mieux de ce régime ; il souffre et toute l'économie se ressent de sa souffrance quand on dépasse le moment fixé. Dans certaines contrées du Midi, les habitants ont conservé l'usage de dîner au milieu du jour et de souper le soir. Une semblable habitude ne convient pas à la santé; la digestion du repas principal se trouve ainsi avoir lieu durant les heures consacrées aux affaires, et la tête et l'estomac ne sont pas organisés pour fonctionner simultanément. Quant au dernier repas, le souper, il se rapproche trop du sommeil, et ne permet pas le travail du soir. Les habitudes du Nord me paraissent préférables. Un premier repas léger, le matin, ne gêne nullement les occupations de la journée, le dîner à six heures laisse assez de temps pour faciliter par l'exercice le travail de la digestion, et ne s'oppose pas à ce que l'intelligence puisse veiller en attendant l'instant du repos.

L'ouvrier prélude d'ordinaire à ses travaux en ingurgitant quelques verres de liqueurs alcooliques; manie déplorable! poison à petites doses! Les gens du monde n'ont pas un semblable reproche à se faire; mais au milieu des salons qui les réunissent, ils ne manquent pas de trouver un équivalent dans les glaces, les sorbets, les limonades, accompagnements inévitables des soirées et des bals. Ce reproche concerne surtout les femmes, qui, toutes haletantes des fatigues de la danse et toutes ruisselantes de sueur, sont incapables de résister à la tentation d'un breuvage glacé dans lequel plus d'une a bu la mort... Et ce n'est point par ignorance au moins, car vous les voyez chaque jour agir bien différemment envers de petits êtres qui leur sont chers : elles ont bien soin de toucher avec la plus grande attention le front d'un enfant qui demande à boire, et elles résistent opiniâtrément si la plus fine goutte de sueur vient à trahir le jeune imprudent; c'est que dans la femme il y a deux natures distinctes : la femme et la mère. C'est à cette dernière que je m'adresserais si mes paroles pouvaient exer-

cer quelque influence sur le déplorable usage
de ne se présenter dans le monde que la poitrine et les épaules nues. On ne me persuadera
jamais qu'un acte considéré comme contraire
à la pudeur tant que le jour dure devienne convenable le soir; en d'autres termes, que l'indé-
cence soit de mise à certaine heure de la journée. Mais il ne faut pas être ridicule! mais tout
le monde le fait! Mère de famille, vous n'êtes
jamais ridicule quand vous soignez votre enfant.

Revenons à la question du régime alimentaire en dehors des repas : il nous reste à proscrire, non plus l'ingestion de boissons glacées,
mais l'abus d'un médicament devenu à la mode,
je veux parler de l'opium ; les vapeurs ont eu
leur temps , les névralgies ont remplacé les
vapeurs , c'est-à-dire qu'une maladie réelle a
succédé à une maladie volontaire. Les névralgies, il faut en convenir, se présentent avec un
cortége de douleurs intolérables; vous rencontrerez souvent de ces malheureuses organisations pâles, souffreteuses , auxquelles le mal
laisse à peine quelques jours de répit. Quand
une fois l'opium a été essayé et qu'il a réussi,
on se cramponne à lui comme à un sauveur,

on vient lui demander le calme et le repos; il devient bientôt un aliment indispensable, il fait partie de la constitution, qu'il finit toujours par altérer. L'opium, qu'on ne l'oublie pas, agit sur les yeux à la manière des liqueurs alcooliques, et c'est à l'usage de cette substance vireuse qu'a été attribuée la fréquence de la cataracte chez les Turcs. Cet avertissement concerne surtout les femmes et les hommes doués d'un tempérament éminemment nerveux.

Que les conseils que nous venons de donner, relativement aux aliments et aux boissons, ne soient pas considérés comme toujours absolus. Certaines organisations se contentent d'une nourriture légère et d'eau à peine colorée par le vin ; il en est d'autres qui se trouveraient fort mal d'un tel régime, dont les forces s'épuisent facilement et réclament une nourriture tonique, substantielle, aidée au besoin d'un vin généreux : avec un peu d'attention, on arrive à se connaître soi-même, et à distinguer aisément ce qui est utile comme ce qui est nuisible à la constitution.

Une précaution indispensable qui se rattache au régime alimentaire, c'est que le ventre soit toujours tenu libre. La constipation constitue l'état le plus habituel des hommes de cabinet et des femmes nerveuses, et l'on ne saurait se figurer les accidents que détermine une pareille infirmité; on pourrait presque dire : Tel tube digestif, tels yeux. Ici trouve place un avertissement que j'adresse à tous les hommes que leur profession expose à demeurer longtemps assis. Il est presque impossible d'entrer dans un bureau sans rencontrer certain petit coussin percé d'un trou, dont on recouvre d'ordinaire les fauteuils. On s'imagine par là favoriser le renouvellement de l'air, tandis qu'en réalité on s'expose à contracter la maladie connue sous le nom d'hémorrhoïdes, la partie inférieure de l'intestin étant toujours abandonnée à son propre poids. Comme cette affection est fort incommode et fort douloureuse, les malades ne manquent pas d'essayer toute sorte de remèdes pour la détruire : habitude dangereuse, et que je ne saurais trop condamner; mainte fois j'ai constaté l'existence d'une amaurose coïncidant avec la suppression d'anciennes hémorrhoïdes.

§ VI.

De la veille considérée dans ses rapports avec l'hygiène
de la vue.

La lumière est tout aussi indispensable à

l'homme que l'air qu'il respire ; loin de ce stimulant, il végète comme les plantes renfermées dans les caves, comme les enfants qui croissent étiolés au fond de demeures que le soleil n'a jamais visitées. Il en est de la lumière comme de toutes les choses d'ici-bas. Trop de clarté nous éblouit, la vue se perd dans l'obscurité. L'histoire des prisons d'Etat fournit de nombreux exemples de malheureux frappés de cécité, après avoir séjourné durant de longues années dans d'affreux souterrains. Par contre, le soleil dévorant de l'Afrique a plus d'une fois sévi contre nos soldats ; j'ai donné des soins à un jeune capitaine de spahis, qui est devenu totalement aveugle à la suite de manœuvres, par une chaleur brûlante, qui transformait le sable en des milliers d'étincelles. La réverbération de la lumière sur des plaines de neige a été signalée depuis longtemps comme une cause fréquente d'amaurose. Les clartés artificielles sont cependant encore bien plus à redouter ; pour être moins prompts, les effets n'en sont pas moins perfides ; aussi appellerai-je l'attention du lecteur sur ces deux sujets.

La lumière est la compagne perpétuelle de nos travaux, il est donc essentiel de connaître

la manière de se conduire avec cet hôte si bien-
faisant et parfois si funeste. On a beaucoup
écrit sur les dispositions qui doivent régner
dans les appartements, relativement à l'arrivée
des rayons lumineux. Les auteurs sont presque tous d'accord pour vanter la couleur verte
comme la plus douce et la plus favorable à la
conservation de la vue. L'observation est incontestable, mais les précautions, selon moi,
ont été poussées trop loin. Ainsi, l'on a dit que
les tentures d'un cabinet de travail devaient
être vertes, verts les rideaux, vert le bureau,
verts les tapis, etc.; une semblable exagération
ne manquerait pas de devenir nuisible; l'habitude d'un demi-jour et de ces teintes verdâtres,
chez soi, aurait pour résultat infaillible de
rendre la vue trop susceptible. Le contraste de
la lumière du dehors avec la lumière du dedans
aurait une influence funeste; les précautions
sont bonnes, mais trop de précaution nuit.

Qu'un appartement reçoive un jour convenable, que le bureau soit exposé de manière à
ne pas être frappé de reflets trop brillants, que
le voisinage d'une glace ne fasse pas scintiller
des rayons à la place que l'on occupe : telles
sont, à mon avis, les seules règles à suivre chez

soi, eu égard à la lumière solaire. Au dehors, si le soleil est ardent, si l'on a à traverser un chemin dépourvu d'ombre, si, surtout, les yeux sont sensibles et facilement irritables, des conserves colorées ne permettront aux rayons de pénétrer jusqu'à la rétine que doux et inoffensifs.

Quant à l'éclairage du soir, on a longtemps débattu la question de savoir quel est le meilleur mode à employer, des lampes ou des bougies; je ne parle pas du gaz, il est évidemment nuisible. Je suis peu partisan des bougies, que la moindre agitation dans l'air rend vacillantes. Les lampes me paraissent remplir toutes les conditions désirables; encore faut-il qu'elles soient habilement construites, et que le diamètre de la mèche soit suffisamment large. Les lampes Carcel, revêtues d'un abat-jour, forment jusqu'ici le mode d'éclairage que je crois devoir conseiller aux personnes assujetties au travail du soir. Il serait fastidieux d'insister sur ce sujet; tout le monde connaît les inconvénients d'un mauvais éclairage.

Je viens de prononcer le mot travail du soir; est-il permis de s'y livrer sans compromettre la vue? La réponse n'est pas douteuse : non.

Le travail à la lumière artificielle, de quelque nature qu'il soit, tend à affaiblir les yeux ; prolongé au delà des limites raisonnables, l'organe de la vision peut se perdre à tout jamais. A ceux qui, par leur profession, se trouvent dans la nécessité d'user de la veille, je dirai : Prenez garde, ménagez vos yeux, ne les appliquez pas longtemps, un peu de repos par intervalle est nécessaire. Aux hommes qui peuvent remettre au jour les exercices de l'intelligence, les écritures, les lectures, les calculs, je recommanderai de ne jamais veiller.

Je sais bien qu'il s'est trouvé des médecins conciliants, qui ont conseillé de réserver pour le soir les écritures, parce que ce genre d'exercice exige moins d'application que la lecture ; mais j'avoue ne pas comprendre la portée d'un pareil avis, puisque les mêmes médecins assignent le matin comme le meilleur moment pour se livrer sans crainte aux travaux de l'esprit. Rien n'est plus fatigant que de composer et d'écrire à la lumière, mais alors écrire pour copier renferme nécessairement l'action de lire. Je n'admets pas davantage que le matin soit le moment le plus propice aux enfantements scientifiques et littéraires ; tout le monde sait qu'en se levant, on éprouve une certaine langueur : les yeux, le cerveau, les membres se ressentent encore du repos qu'ils viennent de prendre, les idées n'apparaissent point nettes ; une heure ou deux consacrées à la promenade rendront au corps sa souplesse et à l'esprit sa force.

Il est une habitude que je ne saurais trop condamner, c'est celle qui consiste à lire en marchant. Le reproche s'adresse surtout aux personnes qui habitent les petites localités. Dans les grandes villes, cette habitude est moins répandue, à cause du bruit et du mouvement dont nous sommes sans cesse entourés ; néanmoins, un de nos confrères, médecin distingué d'un hôpital de Paris, me disait dernièrement que sa vue s'était usée à cet exercice.

Quelques règles hygiéniques sont indispensables à suivre pour fixer le moment et la durée des occupations. En général, ne vous livrez jamais au travail après le repas ; il en advient toujours trois résultats fâcheux : les yeux s'injectent, la digestion se fait mal, et le travail ne vaut rien. Evitez de garder longtemps la même position. La table à la Tronchin offre peut-être l'un des meilleurs moyens d'hygiène

que le lettré ait à sa disposition. Il est avantageux, en effet, de pouvoir lire ou écrire tantôt
debout, tantôt assis; dans cette dernière pos-
ture, le corps se trouve ployé en deux et
apporte un obstacle au libre cours de la circulation; la station convient d'autant mieux, qu'a-
lors que la tête pense, le corps jouit de la
faculté de se mouvoir, exercice salutaire, même
à la facilité de la composition.

Ayez soin que le ventre et le cou ne soient
point comprimés, que tous vos mouvements
demeurent libres, et redoutez, par-dessus tout,
l'humidité aux pieds. Deux heures de travail
nécessitent un instant de repos; n'attendez jamais que l'intelligence s'engourdisse, que les
yeux s'injectent et vous occasionnent des picotements désagréables, autrement vous vous
exposeriez à tous les inconvénients que j'ai signalés à propos de la conjonctivite chronique.
Gardez-vous bien, à plus forte raison, de vouloir violenter votre intelligence, d'exiger d'elle,
après un exercice prolongé, de nouvelles productions qu'elle serait impuissante à vous
fournir. Les gens de lettres comprendront toute
la valeur de cette observation : ils sont tous
plus ou moins coupables d'une semblable im-

prudence. De telles tentatives réitérées non-seulement compromettent les yeux, mais menacent la vie elle-même. J'ai eu la douleur d'être témoin d'une terminaison fatale de ce genre !...

Aussi dois-je insister, afin d'être bien compris des hommes auxquels s'adressent les dernières lignes de ce chapitre. Qu'on se le persuade bien : on n'est pas savant ou lettré impunément ; la vie de l'intelligence use l'organisme plus promptement que les fatigues corporelles ; le cerveau des penseurs est une fournaise sans cesse en ébullition, qui brûle le sang plus sûrement que la fièvre. Il n'est pas un homme sérieusement adonné à la culture des lettres, des arts ou des sciences, qui n'ait à se plaindre de l'état de sa santé ; combien peu sont satisfaits de leur vue ! Le remède, il dépend d'eux de l'appliquer ; ils le chercheraient en vain dans le formulaire des hommes de l'art : mais qu'ils consentent à régler leurs inspirations, à faire succéder dans une sage mesure le repos au travail, le sommeil à la veille, toute la question est là.

M. Raspail, qui a cru écrire l'histoire de la santé et de la maladie chez l'homme, parlant des sensations morales que font éprouver les privations, s'exprime en ces termes : « Tous nos besoins se réduisent à trois, qui sont à leur tour fort complexes : respirer, digérer et procréer ; la pensée s'attriste et se jette dans les ressources du désespoir, dès que l'une de ces trois fonctions est menacée de privation et de famine. » Il faut avouer que l'auteur connaît bien peu nos besoins ; autrement il en aurait mentionné un tout aussi impérieux que celui de respirer et de digérer : c'est le sommeil, qui passe certainement avant la procréation ; l'oubli est impardonnable, surtout dans un chapitre qui traite de l'action des causes morales. En effet, durant les longues privations de sommeil, nos pensées prennent une teinte bien plus sombre ; les plus petites choses nous affectent péniblement ; tel se livre au désespoir dans l'insomnie qui reprend un peu de courage dès que le jour se lève.

Les causes d'excitation qui stimulent tous nos organes, tendent sans cesse à en accroître la vitalité ; à mesure que les heures de la journée s'écoulent, il est de fait que les battements du cœur deviennent plus fréquents ; et sans nul doute cette accélération, et cette activité seraient poussées à un degré tel que l'harmonie vitale se désorganiserait, si le repos de la nuit ne venait rétablir l'équilibre ; c'est le ressort de la montre qui se brise , si vous le tendez au delà de sa force d'élasticité. Qu'il me soit permis d'appuyer ces réflexions par une citation que j'emprunte à l'école de Salerne :

Belnea, vina, Venus, ventus, piper, allia, fumus,
Porrum cum cœpis, faba, lens, flatusque, sinapis
Sol, coïtusque, ignis, labor, ictus, acumina, pulvis,
Ista nocent oculis, sed VIGILARE magis.

CHAPITRE X.

DES SOINS QU'EXIGENT LES YEUX DES ENFANTS.

Je ne reviendrai pas ici sur les conseils que j'ai déjà donnés en détail dans un chapitre précédent , relativement aux soins que réclame la vue de la première enfance ; ces soins ne sauraient être trop multipliés. On a pu en juger quand nous avons parlé du strabisme ; mais je ne saurais m'en tenir à ces réflexions, dans un livre qui traite des moyens de conserver et d'améliorer les yeux. Il est impossible , par exemple, de passer sous silence une affection des plus graves qui menace l'enfant presque au sortir du sein de sa mère, et qui peut le priver rapidement du sens le plus précieux. Cette affreuse maladie, qui est capable de vider les yeux des enfants en vingt-quatre heures, c'est l'ophthalmie purulente des nouveau-nés. Le fait que je vais raconter suffira, je l'espère, pour éveiller l'attention des mères de famille, et les exciter à réclamer promptement les secours de l'art : Il y a trois ans environ, une dame des environs de Nogent-sur-Marne, présenta à ma consultation un enfant âgé de quelques mois, qu'elle avait allaité jusqu'alors, mais qu'elle était sur le point de confier à une nourrice. Avant de se séparer de lui, cette dame désirait me consulter sur une ophthalmie dont le nourrisson était porteur depuis quelques jours, et à laquelle on avait opposé pour tout traitement quelques gouttes de lait injectées entre les paupières. J'eus de la peine à entr'ouvrir les voiles palpébraux assez tuméfiés, et je reconnus avec douleur que les deux yeux étaient complétement fondus, c'est-à-dire que la coque oculaire s'était rompue, et que toutes les parties de l'œil ne présentaient plus qu'un petit moignon d'un blanc-bleuâtre... Là vue était perdue sans ressources.

Que cet horrible accident soit donc sans cesse présent aux mères de famille, et qu'elles n'hésitent pas à appeler immédiatement un homme de l'art, à la première apparence d'un liquide puriforme découlant des paupières. Le moindre retard peut être funeste et causer des regrets éternels. Aux personnes qui habitent loin des villes, et qui sont susceptibles d'attendre l'arrivée du médecin durant quelques heures, je conseille l'usage de la solution suivante, qu'on injectera dans les yeux d'heure en heure, à l'aide d'une seringue de verre.

Pr. Eau distillée. . . . . 250 grammes.
Azotate d'argent cristallisé.. . . 8 décigr.
(Dans une fiole bleue à l'émeri).

Dans une maison où plusieurs enfants seront réunis, on s'empressera de séparer ceux dont les yeux sont intacts, la contagion de l'ophthalmie purulente étant toujours à craindre. J'ai eu plus d'une fois occasion de donner des soins à toute une famille atteinte de cette horrible maladie, et dans ce moment même, je traite à la fois une mère de famille et trois enfants atteints d'ophthalmie purulente communiquée par un nourrisson. Que les frères et sœurs soient donc éloignés du petit malade, et que les personnes chargées de le soigner s'entourent des plus grandes précautions; qu'elles évitent, surtout, de porter à leurs yeux la main qui aura touché ceux de l'enfant malade, car c'est ainsi que la contagion s'inocule le plus souvent.

La vue des enfants réclame bien d'autres soins, pour les mettre à l'abri d'affections qui, si elles n'ont pas la gravité de la précédente, méritent cependant qu'on y porte quelque attention. La propreté, chacun le sait, n'est pas l'apanage de l'enfance; les petites mains touchent à tout; nous en avons chaque jour un échantillon en contemplant cette charmante et bruyante population qui anime les Tuileries; le plus grand bonheur de cet âge consiste à remuer la terre dont on emplit de petits chariots, qui seront renversés dix pas plus loin pour être l'instant d'après remplis de nouveau. Et comme l'image de la société se retrouve dans l'enfance, de petites discussions surviennent, les bambins se disputent quelques poignées de sable avec autant d'ardeur que les conquérants s'arrachent les empires; puis les larmes ne tardent pas à survenir, et les petites mains souillées de terre se portent machinalement aux yeux pour les essuyer : ces manœuvres se répètent vingt fois le jour. A la longue, le bord libre des paupières devient le siége d'une légère irritation chronique ; les paupières se trouvent collées le matin par de petites pellicules jaunâtres, auxquelles on fait d'abord peu d'attention ; puis la rougeur devient plus manifeste, le bord ciliaire se gonfle, la sécrétion s'accroît et s'épaissit, de petites ulcérations, enfin, apparaissent à la base des cils, qui tombent ou se contournent de manière à blesser le globe de l'œil. Or, les cils ne sont pas seulement un vain ornement, leur utilité est incontestable ; il est donc essentiel de veiller à leur conservation, et, dans ces cas, l'hygiène se réduit à des soins de propreté.

Plusieurs fois par jour on pratiquera sur les paupières des lotions, à l'aide d'une éponge fine, imbibée d'eau fraîche. S'aperçoit-on que les paupières rougissent facilement, que la chassie les colle le matin, que les cils commencent à tomber, on remédiera à ces accidents par l'emploi du petit traitement qui suit :

Laver les paupières cinq ou six fois par jour avec un collyre composé de :

Pr. Hydrolat de romarin. . . . . . . 40 grammes.
   Hydrolat de laurier-cerise. . . . 40 —
   Hydrolat de roses. . . . . 40 —
   Pierre divine.. . . . . . , . . . 50 centigrammes.

M. et F. dissoudre S. A., puis ajouter au soluté :

Alcoolé de quinquina. . . . . . . 1 gramme.

Filtrer.

Le soir, au moment de coucher l'enfant, on mettra sur le bord libre des paupières, dans toute l'étendue de la base des cils, gros comme un grain de chènevis de la pommade de Saint-Yves, ou de Régent, ou de madame la duchesse de Montebello ; je pourrais ainsi citer trente noms qui se rattachent tous à une foule de pommades dont, en définitive, l'action est la même, puisque le même médicament, l'oxyde rouge d'hydrargyre, en forme la partie vrai-ment active. Ces pommades jouissent d'une vertu toute particulière, surtout chez les en-fants ; mais il faut savoir les employer. Elles ont pour effet de cicatriser les petits ulcères qui se forment à la base des cils ; ces ulcérations étant recouvertes d'une couche épaisse sécrétée par elles, si cette couche n'est pas préalablement enlevée, la pommade, si bien préparée d'ailleurs qu'elle soit, ne produira aucun résultat; et que de fois, en pareil cas, n'a-t-on pas rejeté toute la faute sur le médicament! Il est donc essentiel, avant de procéder à l'application de la pommade, de frotter le bord des paupières avec une éponge imbibée de collyre, sans crainte de faire tomber des cils : ceux-là repousseront, et au besoin même, il ne faut pas hésiter à détacher avec l'ongle les pellicules tenaces.

Ce serait se tromper que de croire que ces soins seuls suffiront pour triompher de la maladie qui nous occupe; il arrive souvent qu'un principe dartreux, ou autre, ait donné naissance à la blépharite ciliaire : alors, comme toujours, c'est la cause qu'il convient d'attaquer pour détruire l'effet, et ce n'est pas aux parents qu'il appartient de continuer le traitement.

Une autre nature d'ophthalmie, qui n'épargne pas les adultes, mais qu'on observe surtout chez les enfants, c'est l'affection que nous désignons par le nom de conjonctivite papuleuse, et qui s'attaque de préférence aux sujets lymphatiques ou scrofuleux. On la reconnaîtra facilement à la présence d'une petite élevure d'un blanc jaunâtre, située sur les bords de la cornée, et à laquelle vient aboutir le sommet d'une pyramide de vaisseaux. Rien de plus commun que de rencontrer des enfants qui ont eu jusqu'à six, huit, dix conjonctivites papuleuses. Je ne saurais trop blâmer la négligence apportée souvent par les parents dans ces sortes d'affections. On tarde toujours trop à réclamer les secours de l'art, et puis, comme on a remarqué qu'une première fois l'ophthalmie s'est dissipée sans aucun traitement, on compte qu'il en sera ainsi une deuxième, une troisième fois, etc. Mais les inflammations successsives de l'œil finissent, tôt ou tard, par être dangereuses ; il se peut qu'un jour la papule, au lieu d'occuper la circonférence de la cornée, vienne se fixer sur son disque, et le moindre inconvénient qui en résulte, c'est de produire une de ces taies qui défigurent ceux qui les portent, en même temps qu'elles compromettent ou même abolissent la vision.

S'il est vrai que la présence d'une papule dénote toujours une constitution lymphatique ou scrofuleuse ; il est évident que le traitement local prescrit par l'oculiste sera insuffisant, et que la guérison obtenue momentanément, on devra suivre avec persévérance, pour éviter les récidives, l'usage d'un régime hygiénique que nous ne manquons jamais de recommander en pareil cas, et qu'il ne sera pas inutile d'exposer ici :

1° Faire tous les jours deux heures d'exercice en plein air;

2° Éviter avec le plus grand soin l'humidité aux pieds;

3° Coucher dans un appartement sec et convenablement aéré;

4° Vivre de viandes noires grillées, de fruits et de légumes cuits. Aux repas prendre du vin coupé avec une infusion de bouillon;

5° Prendre matin et soir une cuillerée à bouche de sirop de gentiane, ou mieux d'iodure de fer;

6° Quand la saison le permettra, prendre deux fois par semaine un grand bain d'eau à 26 degrés, dans laquelle on fera dissoudre 1500 grammes de sel de cuisine.

Ce régime modifiera toujours d'une manière avantageuse la constitution des enfants à peau fine et transparente, à figure pâle, à chair molle, empâtée, et chez lesquels les glandes du cou sont presque continuellement engorgées.

Je tiens à ne point terminer le chapitre que j'ai consacré à l'enfance, sans signaler une autre cause fréquente d'ophthalmie, cause qui n'a pas encore été mentionnée par les auteurs, à ma grande surprise : je veux parler de la vie de collège.

A peine l'enfant a-t-il terminé sa seconde dentition, à peine son jeune cerveau commence-t-il à se développer, qu'il est enlevé à sa mère, dont les soins lui seraient encore si précieux, et transplanté du jour au lendemain dans un milieu tout différent de celui où il a vécu jusqu'alors. Je n'ai point à m'occuper ici de la manière dont on entend l'hygiène dans les colléges, la question mériterait cependant d'être sérieusement approfondie ; mais je me borne à signaler mes observations relativement à l'hygiène oculaire, observations d'ailleurs qui me paraissent d'autant plus fondées qu'elles ont obtenu l'approbation d'un ancien ministre de l'instruction publique, auquel j'ai eu l'honneur de donner des soins.

Maintes fois j'ai été consulté pour des collégiens chez lesquels j'ai presque toujours remarqué la même nature d'ophthalmie : la conjonctivite catarrhale. Frappé de la coïncidence, j'ai tenté de remonter à la cause, et je suis convaincu de l'avoir trouvée. Chacun sait la manière dont sont disposées les vastes salles d'étude où se réunissent les collégiens. Des fenêtres fort souvent mal closes, des portes sous lesquelles le vent s'engouffre à l'aise, un sol garni de carreaux de terre, sont loin de former une habitation confortable ; c'est là cependant que viennent chaque jour s'assembler des enfants, au sortir d'une récréation durant laquelle ils ont eu les pieds constamment dans la neige ou dans la boue. Pendant des heures on exige de leurs jeunes têtes un travail actif, tandis que leurs pieds humides, trempés, reposent sur des carreaux non moins humides, et que la chaleur des poêles est impuissante à sécher.

Comment qualifierait-on d'ordinaire dans le monde une telle conduite? On l'appellerait une imprudence ; en pareil cas, s'il vous survient une bronchite, un rhumatisme, etc., le médecin ne manque pas, et avec raison, de vous blâmer, et d'attribuer vos souffrances au défaut de précaution; encore, la plupart du temps les recommandations du médecin seraient superflues : on a bien soin de changer de chaussure en rentrant chez soi, et de remplacer les habits trempés de pluie. Personne ne s'avise de se mettre au travail sans avoir observé cette règle si simple d'hygiène, et cependant nos enfants sont condamnés chaque jour à faire ce que nous mettons tant d'empressement à éviter.

Je sais bien que certains Spartiates me diront : Il ne convient pas de trop dorloter les enfants; nous ne voulons pas en faire des femmelettes, mais des hommes; c'est une habitude à contracter, plus tard ils s'en trouveront bien; et autres locutions usitées en semblables circonstances. Chansons que tout cela ! Ces réflexions sont belles et bonnes dans le livre d'un rêveur ; en pratique, c'est différent. Empêcherez-vous une mère d'élever son enfant dans du coton ? Et vous, si rébarbatifs en apparence, ne serez-vous pas les premiers à vous attendrir, à vous tourmenter et à soigner vos enfants pour la toux la plus légère, pour le plus petit accès de fièvre? Que de beaux projets d'une ferme éducation se sont évanouis à la moindre inquiétude paternelle !

Force est bien d'en convenir : on ne passe pas sans danger des soins et des caresses de la

famille à la discipline et à la sévérité des colléges. Un ministre de l'instruction publique ,
qui comprend toute l'étendue de ses devoirs ,
non-seulement envers l'État, mais aussi envers
la famille, doit se persuader que le premier de
tous les biens, c'est la santé. Ses soins éclairés
veilleront donc à ce qu'un bien si précieux soit
traité au moins à l'égal de l'intelligence. A quoi
bon orner l'esprit si vous perdez le corps !
Nous ne vous confions pas nos enfants seulement pour les instruire, mais, avant tout, pour
nous les rendre bien portants. L'histoire naturelle fait aujourd'hui partie de l'instruction
dans les colléges ; c'est un progrès, surtout
quand les hommes chargés d'enseigner cette
science s'acquittent de leur mission comme
notre savant confrère M. Achille Comte ; mais
cependant j'avoue , pour ma part, que je con-
sidérerais comme plus utile la création de professeurs d'hygiène, qui diraient aux enfants le
prix de la santé, comment on l'entretient, comment on la conserve, combien enfin sa perte
nous cause d'amertume et de regrets ; notions
indispensables pour goûter le peu de bonheur
qui nous est réservé sur cette terre, notions
dont ne se doute même pas le jeune homme qui

sort des bancs, farci de grec et de latin, et dont l'ignorance ne tardera peut-être pas à lui coûter cher.

En somme, il est évident pour moi, et c'est le résultat de ma pratique, que le froid humide, aux pieds surtout, constitue une cause fréquente d'ophthalmies. Les conseils que je puis offrir sont pourtant faciles à mettre à exécution. Si nous ne pouvons demander aux colléges le confortable de nos habitations, du moins que les salles d'étude soient convenablement construites ; que les portes et les fenêtres soient garnies au besoin de bourrelets protecteurs. Et qu'on ne traite pas ces détails de puérils, rien n'est puéril lorsqu'il s'agit de la santé. Les Spartiates ont eu leur temps, c'est le nôtre aujourd'hui. Autre temps, autre hygiène! Dans ces régiments chargés de notre sûreté et de notre gloire, composés de jeunes gens qui n'ont jamais joui de la millième partie des soins que vous avez prodigués à vos enfants, informez-vous combien il en manque au drapeau, et vous serez effrayés. Le régime est tout autre, direz-vous ; mais la constitution aussi est bien autrement robuste.

Donc, pour en finir avec l'humidité, je ne demanderai pas pour les lycéens des salons garnis de tapis ; mais que d'un bout à l'autre des tables, s'étendent sur le sol de longs cylindres de cuivre remplis d'eau bouillante, comme cela se pratique aujourd'hui dans les wagons sur certaines lignes de chemin de fer. Alors vous pourrez stimuler sans danger ces jeunes cervelles, et vous rayerez une cause du cadre ophthalmologique.

Puisque nous avons mis le pied dans l'intérieur des colléges, ne les quittons pas sans signaler un danger malheureusement trop répandu non-seulement dans ces établissements, mais partout où les enfants se réunissent, et jusque dans l'intérieur du foyer domestique. Il est une horrible maladie que l'on nomme amaurose ou goutte sereine, dans laquelle, ainsi que nous l'avons dit, l'œil se paralyse et cesse d'être sensible à l'action de la lumière. Que d'enfants ont été plongés dans cet affreux état par des habitudes perverses, par des manœuvres coupables, et qui souvent remontent à la première enfance ! La surveillance la plus active peut être mise en défaut. Les parents, en général, ont peine à croire à cette funeste précocité ; j'en ai même rencontré qui ont accueilli avec une certaine aigreur les inquiétudes dont je leur faisais part : à les entendre, c'était impossible, ils étaient sûrs de leur enfant, ils ne le perdaient jamais de vue, comme si, en pareil cas, les soins les plus vigilants ne pouvaient être déjoués.

Quelle conduite les parents doivent-ils tenir à l'égard d'un enfant qu'on suppose livré à de mauvais penchants? Et d'abord, je dois dire que la supposition se changera en certitude quand un enfant, né robuste d'ailleurs, maigrit singulièrement, que ses traits s'allongent, que ses yeux deviennent caves et se bordent d'un cercle noir, que sa taille se voûte légèrement, que la peau de son visage devient terreuse, que son regard perd de la vivacité, que sa vue s'affaiblit, qu'il baisse les yeux dès qu'on le regarde et ne sait quelle contenance tenir, qu'il existe enfin dans toute sa personne un air de gaucherie, d'hébétude qui ne lui était pas habituel; je dis qu'en présence de tels signes le doute n'est plus permis. Le devoir du père est donc, selon nous, non pas de prendre des détours, des circonlocutions, mais d'aborder nettement la question; non pas d'interroger pour savoir si le fait existe, mais d'affirmer qu'il existe réellement;

d'exposer à l'enfant la série de misères qu'il se prépare , de les lui peindre avec les couleurs les plus frappantes, de terrifier son imagination par la menace d'une mort prochaine.

Rarement l'effet sera manqué, le coupable se corrigera, sinon pour toujours, du moins pour quelque temps. En cas de récidive, je n'hésiterais pas à donner le conseil de réclamer l'assistance du chirurgien : celui-ci, avec le sang-froid qui le caractérise, parlera d'une opération nécessaire, indispensable, puisque c'est le seul moyen de conserver la vie en enlevant la cause de destruction ; les instruments seront étalés aux yeux de l'enfant; il sera lié comme si une amputation devait réellement être pratiquée ; les bandes seront préparées, et si l'homme de l'art le croit absolument nécessaire, il pratiquera une espèce de circoncision, manœuvre d'ailleurs peu douloureuse et exempte de tous dangers.

J'aurais désiré ne pas entrer dans tous ces détails; mais je m'adresse dans ce chapitre aux pères et aux mères de famille , et la question était trop sérieuse pour être passée sous silence. Que les adultes aussi réfléchissent à ce qu'ils viennent de lire : tous les accidents qui résultent de la masturbation sont également déterminés par l'abus des plaisirs vénériens.

CHAPITRE XI.

DES SOINS QUE RÉCLAMENT LES YEUX DES VIEILLARDS.

Je pourrais, à la rigueur, m'en tenir aux avis que j'ai formulés dans le chapitre IX, avis qui concernent tous les âges ; cependant , comme la constitution passe par une foule de modifications, à mesure que nous nous approchons du terme de la vie, il n'est pas sans intérêt d'établir quelques règles en rapport avec les changements survenus dans l'économie.

L'homme a employé les quarante premières années de son existence à atteindre l'apogée de ses facultés physiques et intellectuelles. Le développement s'est manifesté avec lenteur ; c'est aussi graduellement que nous sommes destinés à descendre la pente qui nous fera sortir peu à peu de la vie, comme nous y étions entrés, sans en avoir la conscience. Dans cette décadence , qui se prolonge souvent pendant un demi-siècle avant d'accomplir l'inévitable destinée, le phénomène qui frappe le plus, c'est la langueur avec laquelle les organes fonctionnent. Singulier contraste entre l'enfance et la vieillesse. Au premier âge, la vie déborde de toutes parts; le sang ne circule pas, il vole à travers les mille canaux de l'arbre artériel; il semble que l'enfant soit impatient de s'asseoir à ce banquet de la vie où tout paraît lui sourire. Le vieillard, au contraire, compte un à un les jours qui le séparent de ses belles années d'illusion; il voudrait les ressaisir encore, et, dans son impuissance, il essaye du moins de lutter pour ne plus perdre de terrain. Semblable à l'exilé qui, voguant vers des rives lointaines, se dresse de toute sa hauteur, et cherche à embrasser d'un dernier regard le sol si cher de la patrie, qui se perd à l'horizon. La nature, d'ailleurs, vient pour ainsi dire en aide au vieillard; le réservoir de la circulation, le cœur, seconde ses désirs, et par la lenteur avec laquelle il distribue partout la vitalité, se montre favorable à ses vœux.

Mais de ce ralentissement dans le cours du sang, de cette même langueur qui préside aux actes de la vie, il résulte que les fonctions ne s'exercent plus avec liberté et facilité; la nutrition, par exemple, ne s'accomplit plus d'une manière régulière, et faute d'une assimilation complète des principes nutritifs, le corps finit par contracter cet embonpoint, si énorme parfois, qui vient se surajouter aux embarras de l'organisme.

La vue chez les vieillards se trouve menacée doublement, et par la cataracte et par l'amaurose; c'est donc surtout à écarter ces deux affections que doivent tendre les soins hygiéniques. S'il ne nous appartient pas d'arrêter le cours des ans, il est en notre pouvoir de retarder la caducité et d'échapper à la décrépitude.

En parlant de la cataracte, j'ai dit que les cultivateurs y sont exposés, et j'ai expliqué cette disposition par l'habitude qu'exige leur travail, de se tenir le corps penché et la tête courbée sur la terre échauffée par les rayons du soleil. L'action de ces causes ne saurait être mise en doute; mais ne les retrouvons-nous pas également chez presque toutes les personnes parvenues à un âge avancé? En général, après le repas, les vieillards se livrent à une espèce de sieste, qui les place dans des conditions analogues à celles des cultivateurs.

Comme ces derniers, ils ont le corps ployé en deux, et par les années et par le lourd sommeil qui accompagne toujours la digestion ; et puis l'âge rend frileux : c'est toujours devant un bon feu et le plus près possible du foyer qu'est placé le fauteuil du vieillard. Ainsi, dans cette position, la digestion se fait laborieusement ; il existe une grande gêne de la circulation, et les yeux s'entretiennent dans une congestion, légère en apparence, mais longtemps prolongée par la chaleur qui rayonne de l'âtre.

Ce n'est pas tout ; la modération dans les plaisirs de la table se rencontre rarement à la seconde moitié de la vie ; on aime trop à se complaire dans cette maxime que le vin est le lait des vieillards, et l'on fait largement honneur au dicton mensonger. Il est malaisé, d'ailleurs, de ne pas affectionner un breuvage qui se présente sous des formes si attrayantes, qui stimule et égaye l'intelligence engourdie, qui vivifie l'imagination prête à s'éteindre, et qui enfin pousse à la causerie sur les choses d'autrefois, dernière jouissance de nos dernières années. Hélas ! cet ami ressemble à tous ceux que vous avez connus jadis : il vous trompe ; chaque caresse que vous lui prodiguez avance l'heure de la séparation. Si donc la modération est indispensable à tous les âges, à plus forte raison doit-elle être la compagne des vieillards, chez lesquels l'harmonie des fonctions ne tient plus qu'à un souffle.

En parlant de la presbyopie, nous avons fait observer que les lunettes convexes remédient heureusement à cette infirmité, à la condition toutefois que la faiblesse de la vue dépendra de causes purement anatomiques; je n'ai pu promettre le même résultat, le même bienfait aux personnes chez lesquelles un commencement de paralysie de la rétine vient s'unir au retrait de l'appareil oculaire. Le voile qui nous sépare alors du monde extérieur ne provient plus d'une opacité cristalline; la sensibilité nerveuse a disparu, et les ressources de la thérapeutique méritent d'être mises en œuvre.

Comment s'expose-t-on à contracter une amaurose ou goutte sereine, que les années n'auraient probablement pas développée? Il est certain que toutes les causes produisant une action irritante sur le cerveau ou sur l'appareil oculaire, ne tardent pas à amener la cécité, par suite de congestions réitérées dans les parties nerveuses affectées spécialement à la fonction visuelle. En premier lieu se placent les excès gastronomiques que je mentionnais tout à l'heure ; la chaleur du foyer et l'exposition long-temps prolongée aux rayons ardents du soleil. Parmi les passions qui agissent dans le même sens, je dois citer surtout la colère, ce fléau triplement fatal à notre bonheur, à notre santé et à ceux qui nous entourent.

A côté de ces causes il en existe d'autres qui, pour agir d'une façon toute contraire, ne conduisent pas moins au même résultat. Toutes les privations, quelle qu'en soit la nature, tendent à compromettre la vision, en soustrayant à l'économie les principes vitaux qui lui sont indispensables pour lutter avantageusement contre la destruction. Mais de toutes les causes privatives, il n'en est pas une seule dont les effets puissent se comparer aux désordres qu'entraîne le libertinage de certains vieillards. Les rapports sexuels souvent réitérés nuisent au développement physique et moral des jeunes gens, ils annihilent la vigueur de l'homme parvenu à la maturité, ils tuent le vieillard ; ils le tuent d'autant plus sûrement que ses efforts tendent à violenter la nature, et que les ressources les plus hideuses, les plus dégoûtantes, sont mises en œuvre pour réchauffer un sens éteint. C'est ainsi qu'on détermine la paralysie de la vue, quand toutefois l'organisation entière ne demeure pas frappée d'impuissance.

Le temps est passé où les plus étranges moyens étaient employés dans le but de rendre aux hommes épuisés une vigueur nouvelle. Personne ne songerait aujourd'hui à l'ignoble expédient dont parle Galien, qui consiste à l'application immédiate du corps d'une jeune personne sur l'estomac des vieillards, dans le but de réchauffer la vitalité et de « procurer des digestions louables. » On n'a pas oublié l'histoire de ce prince allemand, racontée par le grand Boerhaave à ses disciples : D'après le conseil de ses médecins, le prince en question se faisait appliquer, non pas une, mais deux jeunes filles sur chaque côté du corps, « ce qui produisit en peu de temps un si bon effet sur sa santé, qu'on jugea à propos de faire cesser le remède!... » Croirait-on qu'il y a soixante ans à peine, un certain Jacquin proposait, pour rassurer les mœurs, de substituer « de gros garçons aux jeunes filles, et en ne mêlant pas les sexes ! »

De semblables turpitudes prouvent que la médecine a marché non-seulement dans la voie du progrès, mais aussi dans la voie de la moralité. Notre thérapeutique est assurément beaucoup plus sage et plus rationnelle.

En somme, la vieillesse exempte d'infirmités est le partage des hommes qui ne se sont jamais écartés de la modération dans les plaisirs comme dans les passions, et qui ont toujours vécu avec frugalité; aussi n'est-ce point à ceux-là que s'adressent les conseils qu'on va lire, et que l'on a pressentis en partie d'après les observations mentionnées dans le cours de ce chapitre. Pour arriver au double but d'échapper à la cataracte et à l'amaurose, affections qui ne manquent pas d'analogie relativement aux causes qui les produisent, les vieillards observeront les règles suivantes :

1º Le travail de la digestion ne s'opérant qu'avec lenteur et difficulté, ils doivent faire usage d'aliments délayants et légers, et pris chaque fois en petite quantité.

2º Une heure d'exercice après chaque repas favorisera la digestion, en même temps que les membres reprendront quelque souplesse.

3º Si le temps s'oppose à la promenade, on évitera avec soin de s'endormir après le repas, surtout dans la position assise que j'ai signalée plus haut.

4° Le refroidissement arrive promptement dans la vieillesse ; le coin du feu est donc nécessairement la place du vieillard au repos, mais à la condition de préserver la tête contre la chaleur du foyer, condition facile à remplir à l'aide d'un écran.

5° Les excès d'alimentation ou de boissons alcooliques seront entièrement proscrits : l'un et l'autre nuisent à tout âge, et à plus forte raison à la fin de la vie.

6° Les plaisirs de l'amour ne sont pas seulement ridicules chez les vieillards ; par l'excitation communiquée à l'organisme, ils sont susceptibles de provoquer une secousse funeste ; par les pertes qu'ils occasionnent, ils privent la constitution des forces qu'elle a tant de peine à réparer, et tant besoin de conserver.

7° Redoutez les effets des passions violentes et surtout de la colère. Quand on a longtemps vécu, il est bon de se reporter souvent dans son passé ; les couleurs apparaissent moins vives, les faits se dépouillent de l'exagération du moment, et n'offrent plus que des sensations calmes et douces.

8° Plus de longues veilles, surtout au milieu des plaisirs du monde ; l'air de la ville, d'ailleurs, ne convient pas aux vieillards.

C'est ainsi que l'on parvient sinon à enrayer, du moins à retarder les opacités de l'appareil du cristallin. S'il s'agit d'une amaurose, les mêmes conseils seront également salutaires ; mais il convient de les aider d'une thérapeutique sagement appliquée.

9° Ainsi, pour peu qu'on observe quelques traces de congestion oculaire, il sera utile de faire, tous les six mois environ, une application de six sangsues au moins, vers le périnée.

10° Une dérivation sur le canal intestinal, à peu près aux mêmes époques, favorisera également les bons résultats de l'émission sanguine.

11° Si la constipation est habituelle, et cet état se rencontre communément chez les vieillards, il est convenable d'avoir recours à l'usage des remèdes émollients, en même temps qu'on proscrit du régime tout aliment excitant.

12° Les grands bains font nécessairement partie de l'hygiène des vieillards ; évitez toutefois de les prendre trop chauds, et dirigez sur le front, pendant la durée du bain, des affusions d'eau froide.

13° Lorsqu'il sera bien reconnu que la vue diminue, et que cependant les yeux sont exempts de congestion ou d'opacité, je conseille l'usage du liniment suivant, que je recommande à toutes les personnes de constitution faible, dont la vision devient paresseuse.

Liniment ophthalmique [1] :

Pr. Ammoniaque liquide. . . . . 8 grammes.
Alcoolé très-concentré de noix vomique. 8 —
Alcoolé de safran. . . . . 2 —
Alcoolat de bergamote. . . . . 2 —
Alcoolat de lavande. . . . . 4 —
Éther acétique. . . . . 4 —

M. S. A. (Dans un flacon à l'émeri).

On l'applique en frictions, une ou deux fois par jour, sur les régions temporales, sur le front et au pourtour des orbites.

La dose, pour chaque friction, est d'une demi-cuillerée à café environ.

Une affection qu'il n'est pas rare de rencontrer chez les vieillards, c'est la conjonctivite catarrhale chronique. Cette maladie provient en grande partie de la chute des cils, qui laisse les paupières exposées à l'action de toutes les causes irritantes et de tous les corpuscules étrangers. D'un autre côté, le siphon lacrymal,

[1] Formules ophthalmiques du docteur Magne. (*Gazette des hôpitaux*, 1844).

14

frappé d'atonie, laisse les larmes s'accumuler entre les paupières ; enfin, il est hors de doute que la perte des cheveux, en mettant à nu la plus grande partie du cuir chevelu, expose à contracter cette même conjonctivite catarrhale. Il est aisé de remédier à l'action de ces causes :

1° En couvrant le crâne d'une perruque ;

2° En portant des verres colorés ;

3° En évitant de s'exposer au froid humide.

J'ai remarqué que le collyre dont je vais donner la formule, modifie avantageusement la conjonctive ; j'en recommande l'usage chaque fois que les paupières seront rouges, enflammées, et laisseront échapper en dehors un liquide mucoso-purulent :

    Pr. Hydrolat de mélilot. . . . . 40 grammes.
    Hydrolat de laurier-cerise. 30   —
    Laudanum de Sydenham. . . . . . 8 gouttes.
    Mucilage de semences de coings. . . 4 grammes.
    Borax. . . . . 60 centigr.
    Mêler par agitation et filtrer.

Instiller quatre fois par jour, entre les paupières, quelques gouttes de ce collyre.

Si les conseils que nous venons de donner se trouvaient impuissants à combattre la cécité, que les malades ne se désespèrent point ;

les ressources sont grandes en oculistique, et les opérations oculaires souvent heureuses, même dans un âge très-avancé.

CHAPITRE XII.

DES CONSERVES, LUNETTES, LORGNONS, ETC.

Étudier la forme qui convient le mieux aux lunettes, la matière à employer dans leur fabrication, établir des règles nouvelles pour que le foyer des verres soit toujours en rapport avec le foyer des yeux, comparer entre eux les nombreux instruments qui constituent l'arsenal de l'opticien, indiquer à l'aide du raisonnement et de la pratique ceux qui doivent être rejetés, ceux dont l'usage, au contraire, est avantageux ; en un mot, donner aux personnes qui ont recours à l'art de l'opticien, des conseils profitables, tel est le but que je me suis proposé.

§ Ier.

De l'art de l'opticien.

Les lunettes devraient être des instruments

destinés à améliorer ou à protéger la vue ; malheureusement, elles ne sont, la plupart du temps, rien moins que cela.

L'art de l'opticien, par les services qu'il est appelé à rendre, serait digne d'occuper une place distinguée dans l'industrie, tandis que le plus souvent, le commerce des lunettes est exploité par une foule ignorante, dont le savoir consiste à tirer de son négoce le plus de lucre possible.

Cet inconvénient, si grave dans ses résultats multiples, mérite cependant qu'on réfléchisse sérieusement aux moyens de le faire disparaître.

Pour qu'un médicament agisse, ne convient-il pas qu'il soit administré à propos ; qu'il soit exempt de toute falsification, et que le pharmacien qui le prépare, tout aussi bien que le médecin qui le prescrit, ait donné toutes les garanties désirables de capacité ?

La société l'a décidé ainsi, et la loi, qui représente les intérêts de la société, a réglé la série des épreuves à subir.

Mais les lunettes ne constituent-elles pas un véritable remède dans toute l'acception du mot ? Si nous considérons les boutiques d'opticiens, ne reconnaissons-nous pas dans l'acheteur, le patient; dans le vendeur, le médecin et le pharmacien?

Quels sont donc les titres de ces hommes? Par une incurie inconcevable, la société s'est trouvée jusqu'à présent à leur merci.

La vente des poisons est prohibée, mais, n'est-il pas jusqu'à un certain point empoisonné, celui qui reçoit de l'opticien un instrument auquel il devra, dans un temps plus ou moins éloigné, la perte de ses yeux?

Car, il faut bien le dire, sur cent opticiens, ou se disant tels, plus de quatre-vingt-dix ne savent même pas de quelle façon se fait le verre qu'ils exploitent; bien plus, ils ignorent les éléments qui entrent dans sa fabrication : que sera-ce si vous venez à les interroger sur les premières notions d'optique?

En général, tout le savoir des marchands de lunettes se réduit à ceci : que telle case renferme des verres de myopes, telle autre des verres de presbytes. Aussi leur première question a-t-elle pour but de s'enquérir si vous êtes myope ou presbyte; alors une série de numéros s'étale devant vous, et vous êtes invité à faire un choix.

C'est ainsi que la vue se trouve compromise, tantôt par un foyer inopportun, tantôt par une inégalité entre les deux verres, tantôt par la coloration défectueuse, etc.

De ce court exposé, il résulte que nul ne devrait être admis à porter le titre d'ingénieur-opticien qu'après avoir subi un examen théorique et pratique sur les diverses branches auxquelles se rattache l'optique.

Cette mesure est indispensable, et il appartenait à un oculiste d'être le premier à la réclamer.

Ce n'est pas d'aujourd'hui que je tiens un pareil langage touchant les opticiens ; ces idées, je les ai déjà exposées dans un autre ouvrage, et, pour être juste, je dois ajouter que les oculistes eux-mêmes ne sont pas exempts de reproches quant à ce qui concerne l'art de l'opticien. S'en tenant à la partie scientifique de leur profession, ils me semblent avoir trop négligé le côté pratique par lequel ils doivent, pour ainsi dire, ne faire qu'un avec les opticiens. Ceux-ci ne possèdent en général aucune notion des maladies des yeux. Les oculistes, de leur côté, ne sont point assez initiés à l'art des opticiens : à peine trouvez-vous dans les ouvrages qui traitent de l'oculistique quelques pages consacrées comme par faveur à l'usage des lunettes.

Cette lacune, j'ai essayé de la combler ; j'ai voulu, pendant quelque temps, être opticien, persuadé que, pour traiter avec fruit d'un sujet important, il faut l'avoir étudié de visu et de manu.

A chacun sa part. Je dois remercier ici l'élève de Vincent Chevalier, M. Richebourg, opticien habile et intelligent, qui avait toute la confiance des regrettables professeurs Sanson et Auguste Bérard. M. Richebourg s'est livré, sous les yeux de ces professeurs et sous les nôtres, à une foule d'essais tant sur les verres à cataracte que sur les appareils propres à combattre le strabisme, et m'a puissamment secondé dans mes recherches.

§ II.

Des lunettes, des formes qu'il convient d'employer pour leur monture.

Que l'invention des lunettes remonte au treizième ou au quatorzième siècle, comme on l'a dit, que l'honneur de cette découverte appartienne au gentilhomme Florentin Salvino Armati ; que le couvent de Sainte-Catherine de Pise réclame en faveur du dominicain Alexandre Spina ; que Roger Bacon, qui avait trouvé le moyen de prolonger la vie avec la chair de dragon et de conquérir l'immortalité à l'aide de la pierre philosophale, ait à l'invention des lunettes des droits plus ou moins contestables , je laisse à d'autres le soin de discuter et de résoudre cette grave question et j'aborde immédiatement le côté pratique de mon sujet.

Par lunettes, on entend des instruments destinés à protéger ou à améliorer la vision. Nous passerons successivement en revue toutes les parties qui composent les lunettes ; la première qui se présente à notre examen, c'est la monture.

De la monture des lunettes. La monture destinée à soutenir les verres et à les fixer au-devant des yeux , offre à étudier deux portions distinctes : la face et les branches.

La face se divise elle-même en deux parties : Face nasale ou pont et face oculaire.

La face nasale ou pont, courbée pour être placée sur le nez , ainsi que son nom l'indique, est tantôt plane, tantôt convexe, tantôt concave, suivant la saillie du nez et suivant aussi le plus ou moins d'enfoncement des yeux dans l'orbite.

Les variétés de configurations de la face nasale se rapportent en général à trois types principaux : le K, l'X et le C, parce qu'en effet elles ont une grande analogie avec l'une ou l'autre de ces lettres.

On conçoit parfaitement la différence qui existe entre le K, le C et l'X eu égard à la forme du nez. Le K et le C appartiennent nécessairement aux nez aquilins ; l'X s'adapte mieux aux nez à la roxelane. Le K et le C, donnant de la vision plutôt en bas que de face, conviennent aux presbytes parce que les verres leur sont indispensables pour les objets rapprochés, la lecture par exemple ; l'X est réservé aux myopes, puisqu'il donne une vision plus directe et qu'il sert à regarder de loin.

Le pont sera d'autant plus allongé, dans le sens horizontal, que l'écartement des yeux sera plus prononcé.

On ne doit point oublier que le pont constitue à lui seul une des parties les plus importantes de la monture, et que de sa forme dépendent quelquefois les services que les lunettes sont appelées à rendre.

Face oculaire. C'est elle qui reçoit le verre destiné à protéger ou à améliorer la vue. Ronde, ovale, carrée ou même parfois hexagonale, car le ridicule peut se trouver partout, la face oculaire offre un sillon ou drageoir, creusé dans sa circonférence et qui sert à enchâsser le verre. Elle se lie, en dedans, à la face nasale dont elle est la continuation; en dehors, du côté temporal, une petite portion la termine, qui porte le nom d'oreille, et qui la fixe au talon de la branche à l'aide d'un charnon.

La conformation et l'étendue de la face oculaire présentent une grande importance.

J'écarte d'abord le carré et l'hexagone, car on ne peut que répéter, au sujet de ceux qui en font usage, ce mot d'un ancien évêque : « Ils seraient bien attrapés, si Dieu donnait à leurs yeux la configuration de leurs lunettes.

La face oculaire doit-elle être circulaire ou ovale? Ce point très-important a longtemps préoccupé les oculistes. Il est nécessaire qu'elle soit circulaire, voilà l'opinion la plus accréditée. Mais les personnes qui ont recours à l'usage des lunettes, ce fait ne saurait être nié, répugnent à la forme ronde, soit par coquetterie, soit par tout autre motif.

Pour ma part je ne tiens exclusivement ni à l'une ni à l'autre de ces formes, parce que là n'est point la question. Que le cercle ou l'ovale aient des dimensions assez larges pour que les rayons lumineux ne puissent arriver à l'œil qu'en traversant le verre qu'ils renferment, voilà le point essentiel, voilà ce qu'il est important de signaler; car en général, on tient à ce que la face oculaire soit aussi étroite que possible, sacrifiant ainsi l'utile à ce que l'on croit le gracieux.

Ainsi la face oculaire, qu'elle soit ovale ou circulaire, peu importe, doit, avant tout, présenter une étendue appropriée au globe de l'œil.

Branches. Les branches sont constituées par deux tiges reliées comme je l'ai dit, aux faces oculaires, et qui, longeant les tempes, viennent se fixer aux environs des apophyses mastoïdes, complétant ainsi la solidité et mieux l'immobilité de la monture.

Chacune de ces tiges peut être simple ou double. Simples, elles constituent les branches proprement dites; doubles, la plus longue tige, celle qui tient à la face oculaire, prend alors le nom de grande branche, par opposition à celui de courte branche donné à l'appendice qui lui est articulé au moyen d'un rivet.

En général, la branche unique est réservée pour les femmes ; les hommes font plutôt usage de la branche double. La longueur des cheveux, facilement tiraillés par ce dernier appareil, explique toute la différence.

On établit aussi plusieurs divisions des branches, suivant qu'elles sont plates ou cylindriques, ou à demi-jonc.

Ici je m'abstiens de réflexions, attendu qu'il s'agit d'une affaire de goût ; nous verrons plus tard que la solidité des branches ne consiste pas dans les formes qu'on leur donne, mais bien dans le métal dont elles sont faites.

Pour compléter ce qui concerne ce sujet, je dois dire que la branche, qu'elle soit simple ou double, se termine ordinairement ou en spatule ou en raquette.

Bien que la différence soit peu sensible et peu importante, je préfère la raquette à la spatule ; la première ajoutant à la fixité de la monture, parce qu'elle se moule plus exactement sur les parties avec lesquelles elle est en contact.

§ III.

Matière à employer pour la monture.

Le buffle, la corne, l'écaille, le fer, l'acier, l'argent et l'or ont tour à tour été préconisés et employés, chacun le sait : les deux premières substances, à cause de leur légèreté, les dernières comme étant moins fragiles.

Si le plus ou moins de poids devait entrer sérieusement en ligne de compte dans la fabrication de la monture, assurément la corne, le buffle et l'écaille mériteraient la préférence. Mais s'il est vrai, et ce fait ne saurait être contesté, que la solidité, seule véritable condition de fixité, constitue la première indication à remplir en pareil cas, je suis en droit de reprocher aux opticiens de n'avoir point encore proscrit la corne, le buffle et l'écaille.

Fragilité d'une part, trop grande élasticité de l'autre, tels sont les motifs qui viennent à l'appui de mon opinion. Je sais bien qu'on a combiné le buffle et l'écaille avec l'argent et l'or, employant ceux-ci pour les branches de la monture, et réservant ceux-là pour les faces ; mais le reproche n'en subsiste pas moins.

Restent donc l'argent, l'or et l'acier. Nul

doute que l'or et l'argent écrouis par le martelage méritent la préférence, car la légèreté peut, à l'aide de ces métaux, s'associer à la solidité ; mais il est bon de ne pas oublier que les lunettes sont l'instrument du pauvre comme du riche, et, à ce point de vue, je donne la préférence à l'acier, qui n'offre que peu de poids, et qui présente beaucoup de résistance par suite de l'action de la trempe.

§ IV.

Conclusions relatives à la monture des lunettes.

Si je me suis clairement expliqué, et si j'ai été suffisamment compris, il sera de la dernière évidence que de sérieuses modifications doivent être apportées dans les habitudes des opticiens, relativement à la monture des lunettes.

En effet, le phénomène qui nous frappe le plus dans la nature, c'est la variété. Or, cette variété des traits, de la physionomie, des lignes du visage, qui ne se rencontrent jamais de la même manière, est-ce qu'on en a tenu compte à propos du sujet qui nous occupe ? Le nez plus ou moins saillant, les yeux plus ou moins à fleur de tête, les oculistes ainsi que les opticiens n'ont pas été au-delà.

Mais est-il vrai, oui ou non, que pour qu'un verre protecteur ou modificateur de la vision puisse remplir son but, il est de toute nécessité qu'il soit en rapports fixes et constants avec les milieux de l'œil?

Est-il vrai, oui ou non, que, dans le cas contraire, les lunettes ne soient plus que des instruments, agissant de manière à diminuer, à compromettre et même à abolir la vision ?

Ces faits sont hors de doute. Eh bien, quel que soit l'arsenal d'un opticien, quelque nombreuses, quelque variées que soient ses montures, qu'il en ait des centaines, qu'il en ait des milliers, jamais il ne pourra offrir à la personne qui aura recours à lui, un appareil s'adaptant complétement, se moulant exactement, de manière à obtenir les conditions sans lesquelles les lunettes deviennent des instruments dangereux, à savoir : la fixité, l'immobilité, l'écartement convenable des faces oculaires, le plus ou moins de saillie de la face nasale, le plus ou ou moins d'application des branches sur les parties de la tête qu'elles ont à embrasser.

Quoi de plus vrai! quoi de moins contestable! Qu'a-t-on fait jusqu'ici pour obvier à des inconvénients si graves? Rien. Que faut-il faire? Suivant moi, la chose est simple.

Prendre la mesure du trajet à parcourir par les lunettes, comme le tailleur, qu'on me passe la comparaison, elle est juste, qui prend mesure d'un habit. Le procédé le voici :

Je choisis deux fils de plomb ou de laiton, très-minces et très-flexibles, chacun de 80 centimètres de longueur. Je les applique d'abord sur le nez en les roulant ensemble en K, en C ou en X, suivant le besoin. Là où commence l'orbite, je les dédouble et je forme l'ouverture que doit comporter la face oculaire depuis l'angle interne jusqu'à l'angle temporal; puis les roulant de nouveau, je donne à l'oreille la longueur voulue; je coude ensuite mes fils, que je moule exactement sur les tempes et sur l'apophyse mastoïde; une section indique la place de la raquette.

Alors, et seulement alors, il vous est possible de donner au malade réclamant vos secours un appareil qui lui soit sérieusement utile, un appareil qui soit véritablement le sien.

Si les opticiens veulent suivre cette pratique, que je considère comme indispensable, comme la condition, sine qua non, de l'utilité des lunettes, ils auront à coup sûr rendu un service à l'humanité.

§ V.

Des verres de lunettes.

Les verres constituent des instruments à l'aide desquels il est possible de protéger et d'améliorer la vision. Nous parlerons successivement de la matière qu'il convient d'employer pour leur fabrication, des diverses manières de les travailler, de leur coloration, des variétés de leur forme appliquées aux nombreuses altérations de l'œil.

Trois compositions sont surtout en usage dans la fabrication des verres que nous trouvons chez les opticiens :

1° Le flint glass ;

2° Le cristal de roche ;

3° Le crowne.

Examinons les conditions essentielles des verres destinés aux affections de la vue, et notre choix sera bientôt fait.

Ces verres doivent être incolores et d'une transparence parfaite. Il est essentiel qu'ils ne décomposent pas la lumière. La dureté leur est indispensable.

Or, voici ce que nous enseigne la pratique, et je regrette d'être, à ce sujet, en désaccord avec M. Sichel, qui considère le cristal comme excellent : cette substance, qui porte aussi le nom de flint glass, je la rejette, parce qu'elle est tendre, et qu'elle décompose la lumière.

Je ne veux pas davantage du cristal de roche, bien qu'il soit excessivement dur et se raye difficilement, mais il décompose plus que toute autre matière.

Reste donc le crowne ou matière de glace, seule substance digne de figurer chez un opticien instruit, car seule elle réunit les conditions de transparence parfaite, de non coloration, de dureté et de non décomposition de la lumière.

On voit que je réserve la question des verres colorés, qui arrivera plus tard.

On travaille le verre, soit à la mécanique proprement dite, soit au bloc, soit à la main. Les deux premiers procédés sont incapables d'offrir le poli et la régularité que les oculistes réclament ; l'intelligence de la main l'emporte de beaucoup, quant à l'optique du moins, sur la mécanique. Je n'en veux d'autre preuve que ce fait connu de tous : jusqu'à présent, un bon objectif de télescope n'a pas encore pu être le résultat du travail d'une mécanique. Malheureusement pour les yeux, le travail de la main ne va pas à toutes les bourses, et nous ne sommes pas encore arrivés au jour où le bon et le bon marché ne feront qu'un.

§ VI.

Des verres de conserves ou verres plans colorés.

Bien que tous les verres méritent le nom de conserves, puisqu'ils servent à protéger ou à améliorer la vue, on a réservé cette dénomination plus particulièrement aux verres plans.

Par conserves, on entend des verres plans, colorés, destinés à mitiger l'action des rayons lumineux. Ils sont d'une utilité reconnue, lorsqu'il existe de la photophobie ou une congestion, soit aiguë, soit chronique de l'œil, ou bien encore, ainsi que je l'ai écrit et que je le pratique, à la suite d'une opération de cataracte, alors que la rétine, soustraite pendant des années à l'action de la lumière, ne peut s'y exposer que graduellement ; les conserves d'une couleur très-foncée rendent alors de très-grands services. Il en est de même pour les personnes dont les cils sont décolorés ou manquent par suite d'une blépharite ciliaire.

Enfin, les conserves colorées sont indispensables aux personnes qui voyagent en chemin de fer. Si leur usage était plus répandu, il ne nous arriverait pas si souvent d'être appelé à enlever des parcelles de charbon de terre incrustées tantôt sur la muqueuse des paupières, tantôt sur la cornée elle-même.

L'inconcevable manie qu'ont les administrations à tendre les wagons de première classe en damas rouge, détermine à la longue un éblouissement très-pénible, alors que le soleil darde ses rayons sur ces tentures cramoisies. Un rideau vert remédierait à cet inconvénient, ainsi que me le faisait observer mon honorable confrère M. le docteur Moynier.

Jusqu'à ce que ce progrès soit arrivé, nous en serons réduits à protéger la vision par des conserves colorées.

Comme il existe des verres de la forme la

plus grotesque, la coloration des conserves a été aussi et est encore employée d'une manière absurde. On a vu, on voit des conserves dont la couleur est bleue, verte, violette, d'un vert jaunâtre, etc.; et ici la faute retombe tout entière sur les opticiens.

En effet, indiquer ces colorations diverses, c'est en signaler les vices.

Pourtant, je dois le dire, de ces dernières années seulement date la préférence que les oculistes ont accordée à une nuance d'un bleu grisâtre, adoptée par le professeur Sanson, et que je baptisai, il y a dix ans, de verres teinte neutre, par leur analogie avec la couleur à laquelle les peintres ont donné ce nom. Cette teinte a pour avantage de ne changer en rien la couleur des objets, qu'elle présente seulement sous un jour plus sombre. Depuis, une nouvelle nuance a été découverte, qui offre les mêmes avantages, je veux parler de celle que l'on nomme gris de lin, ou couleur de fumée.

Donc, chaque fois qu'il s'agira d'avoir recours aux conserves, il sera essentiel de choisir l'une ou l'autre de ces colorations.

Un point important à établir est celui-ci : les diverses nuances que présentent ces conserves peuvent se réduire à huit, du plus au moins foncé.

Pour éviter toute erreur, j'ai donné un signe à chacune de ces nuances, mais les chiffres étant employés à désigner les verres concaves et convexes, j'appelle A les conserves teinte neutre ou gris de lin très-claires, puis successivement, B, C, D, etc., et la lettre H désigne le verre plan le plus foncé, dont l'action peut se comparer à celle des fragments de bouteilles employés par les enfants à regarder le soleil ; je ne saurais mieux exprimer l'action de ces verres pour le repos qu'ils procurent.

Il existe encore une autre espèce de conserves, qui consiste en un treillage excessivement fin, composé de fils de fer ou d'acier ; l'expression de treillage suffit pour que ces singulières conserves soient exclues de la pratique ; l'action sur la rétine des fils entre-croisés de cette toile métallique se comprend sans qu'il soit nécessaire de l'expliquer.

§ VII.

Des verres destinés à améliorer la vision.

Ces verres peuvent se classer en quatre catégories distinctes : 1° convergents, 2° divergents,

3º verres convergents à cataracte, 4° verres contre le strabisme.

Les verres concaves convexes, convexes concaves, plans convexes, périscopiques ou de Wollaston, etc., se rapportent tous aux deux premières divisions que je viens d'établir.

Les verres divergents et convergents se partagent, quant à leur puissance, en une série de cent numéros.

Chaque numéro indique la longueur du rayon d'une sphère, dont les courbures du verre sont les segments. Et, comme plus le rayon de la sphère est étendu, moins la courbure de cette sphère est prononcée, il en résulte, en prenant pour exemple les deux extrêmes, que le numéro cent est le plus faible, et que le numéro un est le plus puissant, puisque le premier représente un segment de sphère dont le rayon est de cent pouces, tandis que le dernier est constitué par un segment de spère qui n'a qu'un pouce pour rayon.

En général, ce n'est que graduellement que les personnes qui ont recours à l'usage des lunettes, doivent arriver à se servir des numéros forts. Il y a toujours avantage à débuter par les numéros les plus faibles.

Ce fait a de tout temps été signalé par les oculistes ; toute autre pratique, en effet, serait irrationnelle : aussi ai-je été fort surpris de lire dernièrement une brochure dans laquelle M. Sichel revendique pour lui l'introduction en France de cette manière de procéder.

Suivant lui, à Paris, il y a douze ans, on commençait généralement par des numéros trop forts, et les opticiens riaient des numéros faibles que ce praticien recommandait, parce qu'ils les regardaient comme inefficaces.

Ne soyons injuste envers personne. Qu'on ait rencontré quelque opticien ignorant qui ait ri d'une pratique si sage, soit ; mais ce n'est pas une raison pour adresser aux oculistes et aux opticiens de Paris, un reproche immérité ; je n'en veux d'autre preuve que le tableau suivant, imprimé il y a onze ans par un opticien distingué :

« Première série. — Presbytie commençante. 100. 80. 72. 60. 48. 36. 30. 24. 20. etc. »

Ce tableau est celui que Sanson suivait il y a trente ans, et duquel je ne me suis jamais départi.

Verres divergents. Myopie. — Il existe une distance à laquelle la vue, lorsqu'elle est bonne, s'exerce plus complétement, bien qu'il soit possible de distinguer les objets en les tenant assez éloignés ou assez rapprochés de l'œil : cette distance est susceptible de varier de 33 à 43 centimètres, et a reçu le nom de point de vision distincte.

Toute personne est myope, qui, pour lire distinctement, se trouve obligée de tenir un livre plus près que la distance de 33 centimètres ; à plus forte raison sont myopes tous ceux qui ne peuvent lire qu'en plaçant l'objet littéralement sous le nez.

En écrivant ces lignes, il y a cinq ans, je croyais avoir répété une vérité depuis long-temps établie. J'étais, en effet, d'accord sur ce point avec tous les hommes pratiques, et aussi avec l'observation journalière ; cependant, ce qui ne semblait contestable à personne l'est devenu pour M. Sichel.

D'après lui, la vision distincte n'existe pour personne ; il affirme que nous naissons tous atteints de myopie ou de presbytie, ou au moins avec une conformation des yeux qui, à une certaine époque de la vie, doit déterminer l'une ou l'autre de ces infirmités.

Il m'est impossible de laisser sans réponse de semblables assertions.

Que si M. Sichel avait eu l'intention de dire :
« Nous naissons tous avec une tendance à la
presbyopie, » une telle pensée serait puérile ;
cependant nous la comprendrions, car elle re-
viendrait à dire que nous vieillissons tous.
Mais il n'en est pas ainsi, et une citation peut
seule expliquer les points que je veux combattre.
Je laisse parler mon honorable confrère.

« Nous venons de dire que le point de vision
distincte ne peut être indiqué d'une manière
générale et précise, par la raison qu'il varie in-
finiment chez les différents individus. Même
pour chaque personne, ce point de vision distincte n'est pas très-fixe et manque de limites
exactement circonscrites. Par une expérience
facile à faire, nous pouvons nous convaincre
que le même objet nous est visible avec une
égale netteté à des distances variables, et souvent dans une assez grande étendue. Plaçons,
par exemple, des caractères d'impression d'une
grosseur ordinaire à la distance la plus petite à
laquelle nous puissions encore les voir avec une
parfaite netteté, puis éloignons-les insensiblement d'un à plusieurs centimètres, et même
d'un à plusieurs pouces, et nous continuerons
longtemps à les lire facilement. Il en est de même

pour de gros objets, qu'on pourra éloigner de plusieurs décimètres, et même de plusieurs pieds, sans cesser d'en apercevoir les détails. Certainement l'étendue de l'espace qu'on peut faire parcourir à l'objet, sans qu'il perde notablement de sa netteté, variera beaucoup sur un nombre donné de personnes jouissant d'une vue normale; mais il s'en trouvera peu chez lesquelles la perception visuelle ne restera nette dans l'étendue de plusieurs pouces pour les corps de petite dimension, et dans celle de plusieurs pieds pour les corps plus volumineux. »

Assurément personne ne contestera la vérité de ces observations; seulement il s'agit de ne point équivoquer sur les mots. Il n'est nullement ici besoin de subtilités, mais de bon sens. Quand nous établissons qu'il existe un point de vision distincte, disons-nous qu'il est impossible de voir, et même d'une manière distincte, en dedans ou en dehors de ce point? Pas le moins du monde.

Mais ce que nous affirmons, ce que la saine observation et la pratique de chaque jour démontrent, c'est que tout travail des yeux, en-deçà ou au-delà du point de vision distincte, amène après un certain temps une gêne et une fatigue du globe oculaire telles, que si l'on veut persévérer, tous les objets deviennent in-saisissables.

Je ne saurais mieux comparer cet état qu'à celui des personnes qui se servent de lunettes mal appropriées à leur infirmité, état que M. Sichel a si bien décrit dans la brochure que je cite. Oui, l'on aperçoit les objets en deçà et au delà du point de vision dans la vue normale; mais cette expérience ne saurait être que momentanée. Au point de vision distincte, au contraire, les personnes qui ont une bonne vue peuvent exercer longtemps leurs yeux sans éprouver de fatigue. C'est là qu'est la question.

Je dirai plus, avec les idées de M. Sichel, myopie et presbyopie sont deux infirmités qui n'existent plus. Toutes les vues sont normales : la portée en est plus ou moins longue; mais personne ne peut dire qu'il possède la bonne, la vraie portée.

On le voit, les opinions de ce praticien tombent d'elles-mêmes devant le bon sens et l'ob-servation.

Je reviens à la myopie envisagée relative-ment aux opticiens.

On se hâte trop en général d'avoir recours aux lunettes contre la myopie. Ceci est d'autant plus vrai que si la myopie dépend souvent d'une organisation anormale de l'œil, souvent aussi elle tient, comme je l'ai dit précédemment, à une lésion grave de cet organe ou au mauvais usage que nous faisons de notre vue; d'où une infirmité qu'il n'appartient pas aux verres divergents de corriger. Je citerai entre autres un fait concluant sur ce point.

Il y a quelques années, je fus appelé par M. le professeur Chomel auprès d'un petit-fils de madame la maréchale de M......... Cet enfant avait l'un des yeux beaucoup plus faible que l'autre et ne saisissait les objets que placés tout près de l'œil; l'inégalité de la vision avait déterminé le strabisme. Je conseillai un traitement général que réclamait la constitution de l'enfant; mais j'insistai sur ce point, que le bon œil serait bandé une heure chaque jour et que l'œil faible serait exercé pendant ce temps à un tir très-rapproché d'abord, puis éloigné progressivement. J'ai appris avec plaisir que cet exercice, cette sorte de gymnastique oculaire avait amené une amélioration inespérée.

Quel résultat eût produit en pareil cas un

verre divergent? L'affaiblissement des deux yeux sans aucun doute.

Cependant, alors qu'il est bien reconnu que la myopie tient à des causes purement physiques, on doit avoir recours à l'art de l'opticien. J'ai dit quels étaient les numéros des verres en général; j'ai peu de chose à ajouter. Laissez-vous guider par un opticien habile. Gardez-vous de choisir des verres qui vous rendent la vision parfaitement distincte, vous en seriez promptement fatigués! Renouvelez, durant plusieurs jours, vos expériences avant de fixer votre choix, et ne débutez jamais par un numéro fort. Une fois que vous aurez des verres, ne les remplacez par un autre numéro que le plus tard possible, sous peine d'augmenter votre infirmité.

Verres convergents. Presbyopie. Les verres convergents conviennent aux personnes atteintes de presbyopie. Tout ce qui les concerne a été exposé au chapitre VII.

Des verres à la Franklin ou verres à double foyer. Il est aisé de concevoir que des verres qui permettent de voir de loin, ne présentent pas les mêmes conditions s'il s'agit d'un objet rapproché; conclusion: plusieurs paires de lu-

nettes sont indispensables, afin de voir avec
netteté à toutes les distances.

Les lunettes dites à la Franklin ont été in-
ventées par lui, pour se soustraire à l'inconvénient de changer de lunettes suivant l'éloigne-
ment et le rapprochement des objets à examiner.
Voici comment il s'exprime à ce sujet : « On
conviendra généralement, je suppose, que la
convexité propre à la lecture, ne peut convenir
pour voir à des distances plus éloignées. J'avais
donc d'abord deux paires de lunettes, que je
changeais suivant l'occasion, parce qu'en voya-
geant, tantôt je lisais, tantôt je regardais le
pays. Trouvant ce changement ennuyeux, et ne
pouvant presque jamais le faire assez promptement, je fis couper les verres et réunir dans la
même monture une moitié de chacun d'eux.
Par ce moyen, comme je porte constamment
mes lunettes, je n'ai qu'à lever ou baisser les
yeux selon que je veux voir de loin ou de
près. »

Diverses modifications ont été apportées au
procédé de Franklin; mais malgré ces modifications, malgré l'autorité de ce grand nom, je
dois dire que ma confiance est médiocre dans
cet assemblage de verres à foyers différents;

une grande habitude peut seule arriver à fixer les yeux sur la moitié supérieure ou sur la moitié inférieure, suivant que cela est nécessaire ; je verrais plutôt dans cette double lunette un instrument nuisible qu'un perfectionnement. Néanmoins, j'ajouterai que la pratique ne m'a pas suffisamment renseigné à ce sujet, car j'ai rarement eu à observer des personnes faisant usage de verres à la Franklin.

Demi-lunettes ou lunettes tronquées. Basées sur des principes analogues à celles de Franklin, elles offriraient cet avantage, qu'en regardant au-dessus du verre, l'œil embrasse tous les objets qu'il peut distinguer sans le secours de lunettes ; qu'en abaissant l'œil, au contraire, le verre vient à son secours pour les objets qu'il n'aperçoit pas avec netteté.

Ce que j'ai dit de la forme des faces oculaires qui, pour être utiles, doivent égaler et même dépasser l'ouverture des paupières, suffit pour proscrire de la pratique cette armature insuffisante.

Lunettes à verres latéraux. Une autre espèce de lunettes, à l'usage de laquelle je ne saurais trop m'opposer, c'est celle que l'on désigne sous le nom de lunettes à verres latéraux ou en fer à cheval, eu égard à la forme de la monture. Quatre verres, dont deux oculaires et deux temporaux, constituent cet appareil qui, malheureusement, est très-répandu : Lourdeur excessive, tendance à congestionner l'œil, entrecroisement de rayons lumineux, tels sont les motifs qui m'ont décidé à ne pas admettre dans ma pratique ces lunettes, qui ne présentent d'ailleurs aucune utilité.

En effet, on remplacera avantageusement les verres latéraux par un léger taffetas, qui offrira toujours toutes les conditions d'obscurité désirables.

Verres à cataracte. Ce sont des verres dont la convergence est beaucoup plus grande que ceux dont nous conseillons ordinairement l'usage aux presbytes. Suivant que l'indication existe, ces verres sont incolores, ou colorés ; mais il faut avoir soin de se souvenir que la teinte neutre et la teinte gris de lin ou de fumée sont les seules nuances à employer.

Je donne la préférence aux verres à cataracte qui, au lieu d'avoir le diamètre des verres ordinaires, sont contenus dans un diaphragme métallique. Le poids en est plus léger, et le diaphragme métallique coloré en noir a l'avantage de corriger l'aberration de sphéricité, et par conséquent de donner une image plus nette au centre.

Verres à circonférence dépolie. Verres à pinnules. Verres coupés. Verres prismatiques. Louchettes proprement dites. Strabisme.

1° Le verre à circonférence dépolie offre l'inconvénient de permettre aux rayons latéraux d'impressionner les milieux de l'œil.

2° Même reproche à adresser aux verres coupés, ou autrement dit dont une moitié est dépolie.

3° Par un motif semblable, je n'ai aucune confiance aux verres soit à pinnule fixe, soit à pinnule mobile.

Restent donc les verres prismatiques et les louchettes proprement dites.

Pour ce qui est des verres prismatiques, j'en fais usage depuis peu de temps : aussi je ne me sens pas suffisamment édifié pour porter en ce qui les concerne un jugement définitif. Je crois cependant qu'ils sont appelés à rendre quelques services.

A peine ce verre est-il appliqué sur un œil, qu'immédiatement l'axe visuel se rapproche du côté le moins épais du verre, ou pour mieux dire, du côté de la fermeture de l'angle ; son action dès-lors se conçoit aisément, mais je le répète, les faits ne m'ont pas encore assez éclairé sur ce sujet.

Parlons actuellement des louchettes.

Je ne m'arrêterai pas à décrire toutes les formes qui ont été proposées pour réaliser cet instrument, et qui varient à l'infini ; je me bornerai à donner une idée de la louchette, que je considère comme la plus utile, et que j'emploie habituellement dans ma pratique.

Les louchettes se composent d'une tige d'acier semblable aux armatures des lunettes ordinaires. Le verre est remplacé par une coquille en caoutchouc, percée à son centre d'un trou très-étroit, et qui doit former le seul orifice par lequel la lumière arrive jusqu'à l'œil.

Ce point est très-important ; aussi la louchette doit-elle être garnie d'un taffetas noir ou d'un maroquin qui recouvre convenablement l'orbite et ne laisse pénétrer aucun rayon par la circonférence.

Cette condition est surtout essentielle pour les enfants, toujours disposés à ne voir qu'un jeu dans l'exercice des louchettes, et ne manquant pas de chercher à regarder en dedans ou en dehors, en haut ou en bas.

Les louchettes seront donc construites par un opticien intelligent, et tout exprès pour la personne qui doit les porter.

Chaque fois qu'on en fera usage, on s'assu- rera bien que l'orbite est hermétiquement fermé, et que la lumière ne saurait avoir d'autre accès que par le trou central.

Une demi-heure de lecture par jour, avec cet appareil, est suffisante ; si les deux yeux étaient louches, deux louchettes seraient néces- saires. Autrement l'œil sain reste tantôt libre, tantôt couvert d'un taffetas.

§ VIII.

Monocle, binocle, pince-nez.

Les lunettes apportent à la vision, par leur forme, un secours permanent ; il n'en est pas de même des instruments dont nous allons parler, ce n'est en général que momentanément qu'on en réclame l'usage.

Monocle. Ce lorgnon consiste dans un mor- ceau de verre carré, circulaire ou ovale, qu'on ne maintient dans l'orbite qu'à force de grimaces. Sans utilité la plupart du temps pour les personnes qui en font usage, le monocle présente en outre le grave inconvénient de laisser l'un des yeux dans l'inaction. Ridicule, inutile, et, qui plus est, nuisible, cet instrument ne doit jamais être employé.

Binocle. Les binocles étant destinés à remplir l'office des lunettes, doivent nécessairement être faits d'après les règles que nous avons déjà établies. Ainsi, faces oculaires largement ovales ou circulaires, et face nasale s'adaptant convenablement à la saillie du nez. Ceux qui se replient pour se mettre à couvert dans une espèce d'étui, soit en écaille, soit en or ou en argent, sont assurément les meilleurs, puisqu'ils sont à l'abri de la poussière et des éraillures, etc.

Cette condition est importante, si l'on considère avec quelle facilité peuvent se rayer les verres; et règle générale, un verre qui n'offre pas une transparence parfaite, et dont le poli est tant soit peu altéré, doit être remplacé sous peine de devenir nuisible.

Pince-nez. Le pince-nez est un binocle qui se fixe sur le nez à l'aide d'un ressort élastique ou de deux branches maintenues à la manière du compas.

On préfère généralement le binocle ordinaire au pince-nez ; on prétend que ce dernier gêne la respiration, donne à la voix un son nazillard et ne jouit pas d'une fixité convenable par suite du mouvement des ailes du nez.

A coup sûr, si ces reproches étaient fondés, le pince-nez devrait être abandonné. Comment se fait-il donc qu'il soit aujourd'hui plus répandu que jamais? C'est que les inconvénients dont je viens de parler sont à peine sensibles, tandis que le binocle ordinaire a le tort grave d'être toujours mobile, de présenter rarement les verres dans la direction de l'axe visuel, si assurée que soit la main qui le tient; à plus forte raison lorsque celle-ci est tremblante.

C'est par ce motif que je conseille l'usage du pince-nez de préférence à celui du binocle à main.

§ IX.

Abat-jour.

Jusqu'ici l'abat-jour de nos lampes n'avait eu pour but que de concentrer les rayons sur un seul point et de fournir ainsi une plus grande quantité de lumière. On conçoit les effets fâcheux de cet éclat éblouissant sur les personnes qui ont la vue tendre.

Depuis plusieurs années, je conseille l'usage d'un abat-jour qui réunit toutes les conditions désirables.

Il s'agit d'un verre plan, de couleur teinte neutre ou gris de lin ou de fumée, adapté à la base du cône tronqué qui supporte ordinairement le chapeau de papier de nos lampes. La lumière est ainsi réflétée pure, égale et sans trop d'éclat ni de chaleur.

Je ne saurais trop recommander ce simple appareil, dont toutes les vues, faibles ou non, ressentiront les excellents effets [1].

§ X.

Conclusions pratiques.

Quand on aura recours à l'art de l'opticien, on s'assurera que la monture des lunettes s'adapte parfaitement aux yeux et à la circonférence de la tête que les branches doivent embrasser.

[1] Cet abat-jour se trouve chez M. Richebourg, opticien, quai de l'Horloge, 29.

Pour obtenir ce résultat complet, l'opticien devra prendre une mesure exacte à l'aide du procédé que j'ai indiqué.

On choisira de préférence les branches terminées en raquette.

Le pont de la lunette affectera la forme du K ou du C, si le nez est aquilin ; si au contraire le nez est aplati, la forme en X sera la plus convenable.

Les verres seront ovales ou circulaires, à volonté, à la condition que leurs dimensions dépasseront l'écartement des paupières, et équivaudront presque à l'étendue de l'orbite.

L'acier est le métal qu'il convient d'employer dans la monture des lunettes.

De toutes les matières en usage pour la confection des verres, nulle ne l'emporte sur le crowne, car il réunit seul les conditions indispensables de parfaite transparence, de dureté et de non décomposition de la lumière.

Le verre travaillé à la main offrira les meilleures garanties d'exactitude ; mais malheureusement il n'est pas à la portée de toutes les bourses.

Les couleurs bleues, vertes, etc., doivent être proscrites lorsqu'il s'agit de conserves.

Les couleurs gris de lin, ou de teinte neutre ou de fumée seront toujours employées avec avantage.

Les verres divergents, ou de myopes, exigent une attention toute particulière de la part des personnes qui en font usage. Il est essentiel qu'elles choisissent tout d'abord un numéro peu élevé. Moins souvent on augmente la force des verres, plus il existe de chances de conserver la vision.

Les verres convergents, ou de presbytes, sont réservés aux vues longues; il est bon d'y avoir recours dès que l'œil se fatigue à la lecture, le bras qui tient le livre étant étendu. La presbyopie faisant des progrès avec l'âge, augmenter la force des verres n'offre point d'inconvénient. Se souvenir toutefois que les lunettes sont faites pour éclaircir et non pour grossir les objets.

Les verres à la Franklin, les verres tronqués, les verres latéraux constituent des appareils insuffisants, pour ne pas dire plus.

Les verres à cataracte rendent la vision plus nette lorsqu'ils sont enchâssés dans un cercle opaque.

Les louchettes en caoutchouc, percées au

centre, et garnies de manière à ne laisser pénétrer la lumière que par l'orifice central, l'emportent de beaucoup sur tous les autres appareils imaginés pour combattre le strabisme.

Instrument grotesque, inutile et même nuisible, tel est le lorgnon.

Le pince-nez a sur le binocle l'avantage de l'immobilité indispensable pour que les milieux des verres soient en rapports fixes et constants avec les milieux de l'œil.

Pour toutes les personnes qui travaillent le soir, un abat-jour armé à sa base d'un verre plan coloré en teinte neutre ou en gris de lin ou en gris de fumée, permet de prolonger la veille sans trop fatiguer les yeux.

CHAPITRE XIII.

DES ACCIDENTS QUE DÉTERMINENT DANS L'ŒIL LES CORPS ÉTRANGERS.

Malgré ses tutamina, plus qu'aucun autre organe, l'œil est exposé aux agents extérieurs ;

mais la diversité des corps étrangers qui peuvent l'atteindre, la variété des accidents que ces corps sont susceptibles de déterminer, accidents qui ne se représentent presque jamais d'une manière identique; tels sont, sans aucun doute, les motifs qui n'ont pas permis jusqu'ici de se livrer à un travail sérieux et complet sur un sujet si intéressant.

L'histoire des corps étrangers de l'appareil oculaire est encore à faire : les oculistes modernes y ont à peine consacré quelques pages, et l'on ne rencontre guère dans l'antiquité que le fait si connu de Critobule : « Magna et Critobulo fama est, extracta Philippi regis oculo sagitta, et citra deformitatem oris curata orbitate luminis [1]. »

Cependant quels ne doivent pas être l'embarras et l'inquiétude d'un jeune médecin appelé à donner son avis dans un cas grave d'ophthalmie traumatique; consultant vainement les auteurs, et livré à ses seules ressources, je dirai presque à sa seule inspiration ! C'est à lui que nous avons pensé en choisissant, pour les publier, des observations remarquables sous le triple point de vue du diagnostic, du

____
[1] Pline. *Hist. nat.*, liv. vii, ch. 37.

pronostic et du traitement, et qui serviront peut-être de jalons pour l'histoire des corps étrangers de l'appareil oculaire.

PREMIÈRE FAIT. — Fragment de cire à cacheter fixé sur la cornée, et méconnu pendant huit jours.

Le 8 février 1848, je fus appelé chez M. D..., marchand de couleurs, rue Beauregard, n° 20. M. D... avait eu, cinq jours auparavant, l'œil violemment frappé par un bouchon que lui avait lancé en jouant un de ses amis. Depuis cette époque, la cornée et la conjonctive étaient le siége d'une violente inflammation. Il existait de la photophobie et des élancements tellement insupportables, que le malade, obligé de garder le lit, redoutait les plus légers mouvements, qui, disait-il, augmentaient ses souffrances. L'horreur de la lumière existait même lorsque les rideaux de la fenêtre et du lit étaient parfaitement clos. La compression des paupières, à l'aide d'une bande fortement serrée, produisait seule un peu de soulagement.

J'eus beaucoup de peine à décider le malade à s'asseoir sur son lit et à laisser explorer son œil. La lumière du jour ne permettant pas un examen convenable, je me servis d'une bougie dont l'éclat détermina une si vive douleur, que je dus renoncer à poursuivre mes investigations.

Je prescrivis une large saignée et l'application permanente sur l'œil de compresses imbibées d'eau glacée.

Le lendemain, la photophobie était moins intense, j'écartai les paupières, et je reconnus au centre même de la cornée, masquant le milieu de l'espace pupillaire, un corps étranger incrusté dans les lames qui l'entouraient d'un anneau boursouflé. M. D... s'opposa tout d'abord à l'extraction de ce corps étranger, qui était de la grosseur d'une petite tête d'épingle, et dont je ne pouvais apprécier la nature. Ce malade, très-pusillanime, prétextait qu'il n'était rien entré dans son œil, et que les symptômes inflammatoires n'étaient dus qu'à la contusion de l'œil. Je parvins pourtant à le convaincre, et je pus extraire, non sans difficultés, avec la pointe d'une lancette, un fragment de cire verte, ce qui rappela immédiatement au malade que le bouchon qui l'avait frappé était en effet recouvert d'un cachet vert.

Quelques petits débris restant encore dans l'excavation traumatique de la cornée, je les enlevai à l'aide d'une curette et je dirigeai sur la plaie le jet d'une seringue d'Anel.

Une application de sangsues derrière l'oreille, quelques bains de pieds, la diète, une légère purgation, et des applications d'eau glacée amenèrent une amélioration tellement rapide, que le 16 février, huit jours après l'opération et treize jours après l'accident, la guérison était complète ; la cornée avait repris toute sa transparence, et la faculté visuelle ne présentait aucune altération.

Ce fait est l'un des plus remarquables que je connaisse, eu égard à la violence des phénomènes inflammatoires et à la rapidité avec laquelle ils se sont dissipés.

Je dois ajouter que le médecin appelé dans les premiers jours qui ont suivi l'accident, avait attribué l'état de l'œil à une rétinite, et fait pressentir une amaurose consécutive ; l'indocilité du malade n'avait, sans doute, pas permis un examen attentif de l'œil.

DEUXIÈME FAIT. — Fragment d'écorce de bois incrusté dans les lames de la cornée ; — trois mois de séjour.

Le 5 juin dernier, me trouvant à Bernay (Eure), où j'avais été appelé par notre honorable confrère, M. Accard, pour une opération de cataracte, il me présenta un cultivateur qui portait incrusté sur l'œil droit un fragment d'écorce de bois de 3 millimètres de longueur.

L'accident remontait à plus de trois mois et avait eu lieu pendant que le malade sciait du bois. Du reste, rien, dans la coque oculaire, ne dénotait la présence de ce corps étranger ; la cornée était saine dans toute son étendue, la conjonctive n'offrait pas la moindre rougeur, à peine existait-il un léger larmoiement. En somme, le fragment d'écorce de bois, occupant la partie inférieure de la cornée, semblait de niveau avec la courbe décrite par cette membrane.

En interrogeant le malade, j'appris que durant les premiers jours qui suivirent l'accident, il s'était manifesté quelque rougeur accompagnée d'une grande sécrétion de larmes, et d'une faible douleur occasionnée par le frottement de la paupière.

Le malade était placé comme pour une opération de cataracte ; j'essayai d'introduire une mince curette entre la cornée et l'une des extrémités du corps étranger ; aussitôt que j'y fus

parvenu, je le délogeai par un rapide mouvement de bascule.

A la place qu'occupait ce fragment de bois,
les lames superficielles présentaient une légère
dépression, et leur transparence n'était que
médiocrement altérée.

J'attribuai l'absence de symptômes inflammatoires à ce que l'écorce s'était appliquée sur la
cornée par une sorte de juxta-position ; la surface qui regardait les lames superficielles était
entièrement lisse, et s'était fait place en com-
primant peu à peu et doucement les couches
cornéales. Nul doute que si ce large corps
étranger eût été couvert d'aspérités, il ne fût
survenu un cortége d'accidents sérieux.

Quoi qu'il en soit, c'est un phénomène assez
rare qu'un corps étranger puisse séjourner pendant trois mois sur la cornée sans produire
d'inflammation.

TROISIÈME FAIT. — Ecorce de millet siégeant depuis deux
mois à l'union de la sclérotique et de la cornée, et
prise pour une papule.

Dans le courant du mois de mai 1849,
M. X... se présenta à ma consultation pour
une ophthalmie qui remontait à deux mois en-

viron. A l'union de la cornée, et de la sclérotique, l'œil droit présentait une petite élévation circulaire siégeant par moitié sur chacune de ces membranes, ou mieux sur la muqueuse qui les tapisse. Cette élévation était jaunâtre, lisse, et tenait au sommet d'une pyramide de vaisseaux flexueux dont la base se perdait dans le cul-de-sac de la conjonctive. Je crus tout d'abord à l'existence d'une papule.

Le malade me dit alors que l'existence de son affection datait de deux mois; qu'à cette époque il avait consulté un oculiste qui, comme moi, avait diagnostiqué une papule; la cautérisation avec l'azotate d'argent avait été proposée; mais sur le refus de M. X..., notre confrère avait conseillé l'instillation d'un collyre à l'azotate d'argent cristallisé.

La date de l'ophthalmie me fit repousser aussitôt toute idée de papule; le malade, d'ailleurs, n'était rien moins que lymphatique; aussi n'hésitai-je pas à reconnaître la présence d'un corps étranger qui ne pouvait être autre que la moitié d'une coque de millet ou un débris de paille. M. X... me dit, qu'en effet il avait des oiseaux qu'il soignait lui-même, que mainte fois il lui était arrivé de souffler sur des graines de millet et de chènevis; mais qu'il était bien convaincu que l'accident dont je parlais n'avait pu avoir lieu, attendu qu'il s'en serait aperçu, et qu'il n'avait aucune souvenance d'un corps étranger introduit dans son œil; la première sensation de douleur avait eu lieu le matin en s'éveillant.

Néanmoins, je saisis avec de petites pinces la supposée papule, que je détachai sans effort, et qui n'était autre qu'une moitié de coque de millet.

L'œil fut bandé pendant quelques jours, et des lotions astringentes dissipèrent promptement la vascularisation accidentelle de la conjonctive.

Cette observation mérite, à coup sûr, d'être rangée parmi les cas rares, puisque le corps étranger est venu se placer sur le globe oculaire à l'insu du malade, et que deux oculistes ont pris ce corps étranger pour une papule. MM. Dumont et Bégin ont rapporté des faits qui présentent, avec celui-ci, une certaine analogie.

QUATRIÈME FAIT. — Paillette de cuivre incrustée sur le cartilage tarse, méconnue pendant six semaines.

Le 16 mai 1847, un ouvrier tourneur sur

cuivre vint à ma consultation, se plaignant de douleurs vives de l'œil droit. Depuis six semaines, les mouvements des paupières étaient insupportables. Plusieurs fois déjà, il avait reçu des paillettes de cuivre sur le globe oculaire, qu'on avait aisément enlevées. Des traces de ces paillettes existaient aussi aux joues, aux paupières et jusque dans les sourcils ; elles se reconnaissaient à des points d'un bleu verdâtre. Le malade était convaincu qu'un fragment de même nature déterminait l'inflammation persistante de l'œil.

Cependant, il s'était fait examiner par plusieurs de ses camarades ; il s'était même présenté aux consultations dans les hôpitaux ; toutes les recherches avaient été vaines.

J'explorai le globe avec le plus grand soin, puis je soulevai chaque paupière en sondant tous les replis que ma vue pouvait embrasser ; je ne trouvai nulle trace du corps étranger qui pourtant devait exister, car la cornée présentait une ulcération longitudinale, ou plutôt une éraillure, dont la cause ne pouvait être que traumatique, eu égard aux antécédents.

Je maintins alors la paupière supérieure et je fis exécuter des mouvements à la paupière inférieure; la sensation douloureuse n'existait pas. Je fixai à son tour cette dernière; les douleurs reparurent dès les premiers mouvements de la paupière supérieure. Elle était donc le siége du mal; mais voulant l'explorer de nouveau, au lieu de la saisir par les cils, mes doigts embrassèrent le cartilage tarse; je n'allai pas plus loin; le fragment de cuivre me déchirait le pouce, il était incrusté sur le cartilage tarse lui-même à sa partie postérieure, et la saillie qu'il formait d'avant en arrière labourait superficiellement les lames cornéennes à la façon d'une épingle qui effleure l'épiderme.

Il me fallut employer une certaine force pour arracher, avec des pinces, cette paillette de cuivre qui s'était pour ainsi dire soudée dans la paupière par suite de l'oxydation. Le soulagement fut immédiat; c'était bien là véritablement le « sublata causa, tollitur effectus. »

On trouve ici un exemple de l'attention que les chirurgiens doivent apporter à l'exploration de l'œil : la nature de l'excoriation cornéenne, les souvenirs du malade, ses antécédents, sa profession, tout se réunissait pour faire admettre la présence d'un corps étranger, et pourtant la découverte en a été due pour ainsi dire au hasard.

 — Fragment de maroquin incrusté sur la cornée, méconnu pendant seize mois.

En 1843, je fus consulté par un ouvrier bottier de la rue Richelieu ; son travail consistait à piquer des bottines et des pantoufles de maroquin. « Il y a environ un mois, dit-il, j'étais occupé à piquer des pantoufles de maroquin jaune, quand tout à coup je sentis comme une mouche qui m'entrait dans l'œil ; depuis lors, j'ai été contraint de renoncer à mon travail. »

L'eau de Bridault et la pommade de Lyon formaient les seuls remèdes dont l'usage avait été essayé. Voici dans quel état je trouvai l'œil droit :

La cornée paraissait désorganisée, surtout au centre ; elle était d'un gris cendré ; plusieurs points blanchâtres s'y faisaient remarquer ; un grand nombre de vaisseaux variqueux rampaient sur la conjonctive oculaire, et pénétraient dans le tissu cornéen. La conjonctive palpébrale congestionnée offrait un aspect granuleux. Photophobie intense ; vision à peu près nulle.

Je prescrivis un régime sévère, une large saignée et une purgation; l'œil fut recouvert jour et nuit d'une compresse imbibée d'une solution astringente. Le malade, qui habitait au rez-de-chaussée, le quitta pour prendre une chambre convenablement aérée. Quelque attention que j'eusse apportée à l'examen de l'œil et de ses annexes, je ne trouvai nulle trace de corps étranger.

Pendant trois mois, le malade suivit exactement mes prescriptions, qui consistèrent en ventouses scarifiées, sangsues, purgatifs réitérés, instillations soit de collyre au nitrate d'argent, soit de laudanum, vésicatoires volants, frictions avec la pommade stibiée, pédiluves, etc. Pendant ces trois mois, l'œil eut des alternatives de mieux et de rechutes. A cette époque, je proposai un séton. Mais le malade désira entrer à l'hôpital. Je le conduisis à la Pitié, et le confiai aux soins du regrettable professeur Auguste Bérard. Je le tins au courant de la brusque apparition de la kératite, et, pas plus que moi, il ne trouva, dans la cornée désorganisée, les traces d'un corps étranger.

Le séton fut appliqué; le traitement anti-phlogistique fut continué, mais sans succès; le malade quitta l'hôpital de la Pitié, après y avoir séjourné plus de six mois.

Il essaya alors de tous les remèdes de commères, qui ne manquent pas d'affluer, surtout quand il s'agit d'affections chroniques qui résistent aux ressources de l'art. Six autres mois se passèrent, pendant lesquels il se présentait de temps à autre à ma consultation.

J'eus ainsi occasion de revoir plusieurs fois son œil, et j'ai toujours remarqué que le siége principal de l'inflammation était le centre de la cornée. Le malade avait la conviction qu'il lui était entré quelque chose dans l'œil, et que si je voulais lui enlever ce quelque chose, il serait guéri.

Il se plaignit un jour qu'à chaque mouvement de paupières il souffrait plus que d'habitude, et insista plus que jamais sur la présence d'un corps étranger. L'inspection de l'œil me fit reconnaître, à la partie centrale de la cornée, une sorte de dépôt que je pris pour du pus concrété, dont les parties les plus liquides auraient été absorbées ; une curette, appliquée doucement, amena au dehors..... un fragment de maroquin, dont la ténuité avait dû être imperceptible, mais qui, enclavé dans les lames de la cornée par l'inflammation subséquente, s'y était gonflé à la manière d'une éponge, et représentait, vu au microscope, les hachures et les losanges qu'on remarque sur les peaux de chèvres maroquinées. Au moment de l'extraction, ce fragment égalait en volume un gros grain de mil ; plus tard, lorsqu'il fut desséché, il avait au plus un quart de millimètre dans toutes ses dimensions. Et ce qui achèvera de rendre cette observation plus extraordinaire, c'est qu'avant la dessiccation, le corps étranger présentait, quoique un peu altéré, la coloration jaunâtre du maroquin sur lequel travaillait le malade lors de son accident.

C'est ainsi qu'un corps étranger a pu séjourner seize mois au moins dans le tissu de la cornée, invisible à toutes les investigations, et produire une désorganisation presque complète de l'œil.

L'extraction faite, le malade se soumit de nouveau à un traitement rationnel ; la cornée reprit à la longue une partie de sa transparence ; le moyen qui a le mieux réussi est la solution d'azotate d'argent ; cependant, si l'œil a retrouvé assez de vision pour servir à guider la marche, deux leucomas, dont un vis-à-vis la

marge pupillaire, gênent singulièrement l'exer
cice de la faculté visuelle.

SIXIÈME FAIT. — Débris de capsule fulminante demeuré
sept jours dans l'œil ; — iritis ; — cataracte.

Le 14 mai 1847, je vis pour la première fois
le fils de M. Pain, demeurant rue Saint-Ho-
noré, n° 179, interprète à l'hôtel Meurice. Cet
enfant, âgé de neuf ans environ, s'était amusé,
dans la journée, à faire partir des capsules à
l'aide d'un petit fusil à piston ; la cheminée ne
recouvrant pas la capsule, les éclats de celle-ci
avaient été projetés avec violence contre le
globe oculaire. Il était nuit lorsque je vis le
malade pour la première fois. Je me fis représenter les débris de la capsule, qui avaient été
retrouvés sous la cheminée du fusil, et je constatai qu'il en manquait la moitié. L'œil droit
était injecté ; deux plaies existaient à la sclérotique, près de son union avec la cornée ; une
autre plaie avait divisé cette dernière membrane à la partie interne. Bien que le jour fût
peu favorable, je ne voulus pas que les corps
étrangers séjournassent dans l'œil, et je prati-
quai l'extraction de trois fragments de cuivre
ayant appartenu à la capsule éclatée. Ces frag-

ments, réunis aux débris qu'on avait recueillis, ne représentaient pas la capsule entière. Ce qui manquait avait-il été lancé dans l'espace? C'est ce qu'il était impossible d'affirmer. Des applications de glace sur l'œil, telle est la seule médication à laquelle je conseillai de recourir.

Le lendemain 15, il survint une amélioration telle, que je pus espérer une prompte et parfaite guérison. Je ne revis le petit malade que le quatrième jour, 17 mai; les symptômes n'étaient plus les mêmes; l'iris avait changé de couleur; la marge pupillaire présentait une teinte grisâtre; la pupille cependant n'était nullement déformée; de violentes douleurs s'irradiaient de la tempe au sourcil et à la région frontale; des élancements avaient lieu à la partie moyenne de la coque oculaire. J'avertis les parents que probablement une partie de la capsule avait pénétré dans le globe, que l'appareil du cristallin avait pu être lésé; qu'une cataracte était à craindre, et qu'un accident plus grave encore, la fonte purulente de l'œil, était à redouter, si le morceau de capsule que je supposais avoir pénétré dans la chambre postérieure, n'était pas extrait.

Inciser le globe oculaire pour y rechercher

un corps étranger de la présence duquel je n'étais pas absolument certain, était chose grave ; je temporisai donc. Mais les accidents augmentèrent d'intensité ; les élancements se succédèrent sans intervalles : s'abstenir n'était plus possible. A quatre millimètres de la cornée, à la partie inférieure, la sclérotique n'offrait pas la même consistance et la coloration normale ; elle semblait amincie et légèrement violacée. Ce fut le point que je choisis pour pratiquer la ponction ; je tenais tout prêt un stylet recourbé que je destinais à la recherche, dans l'intérieur de la coque oculaire, du corps étranger. L'incision fut pratiquée à l'aide du couteau de Richter, et elle n'était pas terminée que mon instrument heurta un corps dur et résistant. Passant le couteau dans la main gauche, sans le retirer de la plaie, je guidai le long de sa lame une petite pince qui saisit du premier coup et ramena au dehors un débris de cuivre qui complétait la capsule. Ce débris n'avait pas moins de six millimètres de longueur sur deux de largeur.

Je maintins les paupières closes à l'aide de bandelettes de taffetas d'Angleterre, que je fis recouvrir d'une vessie remplie de glace. Pen-

dant six jours le calme fut parfait ; néanmoins
le trouble que j'avais remarqué derrière la pupille alla en augmentant; une cataracte traumatique devint de plus en plus manifeste de jour
en jour. Les symptômes inflammatoires ne reparurent pourtant pas, mais la vision continua
d'être abolie.

Il fut aisé de constater que l'enveloppe du
cristallin avait été ouverte ; la lentille s'échap-
pant avait été résorbée, et les deux capsules
n'en formant plus qu'une, constituaient ce que,
dans notre langage barbare d'oculistes, on est
convenu d'appeler une cataracte aride sili-
queuse.

Quelque répugnance que j'eusse à tenter l'o-
pération dans de pareilles circonstances, je m'y
décidai sur les instances du père, le 10 août,
c'est-à-dire plus de trois mois après l'accident;
mais lorsqu'il s'agit d'abaisser la capsule, les
adhérences de l'iris étaient tellement résis-
tantes, que je dus retirer mon aiguille, sous
peine d'en laisser la pointe dans l'œil, car elle
se serait brisée sans aucun doute si j'eusse
voulu insister.

Je ferai, sur le cas dont je viens de parler,
une seule observation qui mérite de fixer l'at-

tention des chirurgiens : alors qu'il est bien constaté qu'un corps étranger a pénétré dans la coque oculaire; alors que des douleurs lancinantes insupportables se font ressentir; bien que l'on n'ait pas la certitude mathématique qu'un débris de corps étranger séjourne dans l'organe; si rien ne peut expliquer la violence des symptômes observés, si le corps étranger n'est pas de nature à s'enkyster sans danger, s'il se manifeste une série d'accidents tels, que la fonte purulente de l'œil soit imminente, temporiser n'a pas d'excuse, et, en admettant qu'une incision soit inutile en ce sens, qu'aucun corps étranger n'existe dans le bulbe oculaire; l'incision, même dans ce cas, porterait ses fruits, car elle produirait, comme par enchantement, un soulagement considérable et instantané, une véritable détente.

En me prononçant ainsi, je crois formuler une pratique rationnelle, et donner une pleine approbation à la conduite qu'a tenue mon excellent confrère et ami, M. Compérat, à propos d'une luxation spontanée d'un cristallin normal, suivie de graves accidents, observation dont l'Union Médicale a rendu compte.

SEPTIÈME FAIT. — Plaie de la cornée par une latte; — guérison; — nouvelle plaie par un fragment de bois semblable; — iritis; — cataracte.

Un maçon, âgé de 35 ans, qui était atteint depuis sa naissance d'une paralysie incomplète de la paupière supérieure droite, suite d'une chute sur un chenet, reçut, le 4 juin 1846, un coup de latte [1] à l'œil droit, qui détermina des accidents inflammatoires, auxquels on opposa, à trois reprises, l'application de douze sangsues et des cataplasmes. Ce malade fut envoyé à ma consultation, huit jours après l'accident : l'œil était rouge, la conjonctive très injectée; il existait une photophobie intense; la cornée offrait une plaie par laquelle suintait l'humeur aqueuse, et la chambre antérieure avait notablement diminué de volume. Je prescrivis quinze sangsues au siége, des applications d'eau froide en permanence sur l'œil, et des purgatifs réitérés. La guérison eut lieu au bout de douze jours, et le malade reprit ses occupations, portant une cicatrice cornéale qui gênait un peu la vision.

[1] Morceau de bois étroit et mince.

Le 10 juillet, un nouveau coup sur le même œil vint rompre la cicatrice, labourant la cornée et la traversant. Le 22 du même mois, époque à laquelle je vis le malade, il existait, outre la plaie de la cornée, une iritis et une capsulite (cataracte traumatique), avec cécité complète de l'œil droit. J'opposai des émissions sanguines locales, des applications d'eau froide, des pédiluves, des pilules de calomel et d'opium, des purgatifs et des frictions d'onguent napolitain associé à l'extrait de belladone. Au 1er octobre seulement l'inflammation avait disparu, mais la capsule était, en quelques points, adhérente à l'iris ; cependant l'opacité capsulaire commençait à diminuer, surtout à la partie supérieure de l'ouverture pupillaire.

Vers la fin de décembre, la phlogose kérato-conjonctivale ne laissant plus la moindre trace, je me décidai, sur les instances du malade, à enlever un lambeau de la paupière supérieure, dans l'intention de la relever. L'opération réussit pleinement, et l'angle d'ouverture des deux yeux n'offrit pas de différence appréciable.

A cette époque, l'opacité de la capsule avait diminué d'une manière notable, et permettait au malade de voir clair à se conduire.

Depuis lors, il cessa de venir à ma consultation, et je n'en ai plus eu de nouvelles.

Assurément, ce fait est bien digne de remarque. Voilà un œil bien plus protégé que cet organe ne l'est habituellement, puisqu'il existait une chute de la paupière supérieure ; voilà un œil, dis-je, qui est atteint d'une plaie grave, et dont, cependant, la guérison ne se fait pas attendre. Quelques jours se passent à peine, le même œil est frappé de nouveau et plus sérieusement encore, car l'iris et la capsule sont déchirés. Néanmoins, nous avons pu nous rendre maître de l'inflammation, et, consécutivement, le malade a pu retrouver assez de vision pour suffire à la marche, par suite de l'absorption de la capsule.

L'observation qui va suivre n'est pas moins intéressante.

HUITIÈME FAIT. — Coup de parapluie traversant la cornée et l'iris ; — cataracte.

Un fait dont les journaux politiques ont parlé, et à propos duquel je n'ai pas voulu prendre la plume par un motif que le lecteur appréciera, mérite à un haut degré de figurer parmi les

ophthalmies traumatiques : au mois de décembre 1849, le jeune Grégoire, parent d'un
clown bien connu, était accompagné par sa
grand'mère pour se rendre à la pension de
M. R..., à Batignolles. Venant d'un côté opposé,
une personne marchant très-vite et tenant à la
main un parapluie, vint en heurter la pointe
sur l'œil de l'enfant, avec une telle violence
que celui-ci tomba et perdit connaissance. On
le transporta dans un hospice voisin, où un
étudiant en médecine, qui se trouvait seul présent, considéra l'œil comme perdu, et conseilla
de le couvrir de compresses d'eau froide.

Trois jours après l'accident, l'enfant fut
amené à ma consultation par sa grand'mère,
qui me raconta ce qui précède. Voici dans quel
état je trouvai l'œil malade : la conjonctive est
fortement injectée; la cornée présente à sa
partie supérieure, un peu au-dessus de la marge
pupillaire, une plaie déchiquetée qui renferme
encore entre ses lèvres la boue qu'y a intro-
duite la pointe du parapluie; l'iris a été déchiré
à sa partie supérieure; il ne reste plus de trace
du lambeau qui a été enlevé, de sorte qu'en
cet endroit la pupille s'étend jusqu'à l'union du
bord cornéal avec la sclérotique. La capsule

18

est grisâtre ; elle offre une déchirure par laquelle a dû sortir le cristallin.

En présence de désordres si graves, je crus
pourtant devoir rassurer madame G..., du
moins sur la conservation de l'œil ; je me rap-
pelais, en effet, le maçon dont je viens de rapporter l'observation.

A l'aide d'une curette, j'enlevai avec précaution les petites parcelles de boue qui écartaient
les lèvres de la plaie, je les mis de suite en
rapport le mieux qu'il me fut possible ; j'abais-
sai avec soin la paupière supérieure, et je
maintins les deux voiles palpébraux fermés à
l'aide de bandelettes de taffetas d'Angleterre.
Je prescrivis le décubitus dorsal, des sangsues
derrière l'oreille, une application permanente
de glace au-dessus du sourcil droit, et la diète.
A partir de ce moment, cessèrent les douleurs
qui étaient intolérables, et ne permettaient pas
de sommeil.

Au troisième jour, c'est-à-dire six jours après
l'accident, je fis enlever la glace et j'examinai
l'œil : la plaie de la cornée était cicatrisée ; la
rougeur uniforme de la conjonctive avait cédé ;
la sclérotique reparaissait, sur laquelle on
voyait ramper de nombreux vaisseaux flexueux

qui se réunissaient à la ligne cicatricielle. L'iris était toujours enflammé et présentait une teinte grisâtre ; la capsule largement visible à travers la pupille agrandie offrait une coloration blanchâtre dans toute son étendue.

Je pus alors affirmer que l'organe serait conservé, sans difformité apparente à l'extérieur, la plaie venant se confondre avec la sclérotique à l'union de cette membrane avec la cornée. Quant à la cataracte, je me promis bien de n'y pas toucher, malgré les instances des parents. Je leur citai à l'appui de mon opinion le cas du jeune Pain ; et, sans leur donner d'espoir, j'ajoutai que cependant j'avais dernièrement donné des soins à un malade, chez lequel la cataracte s'était résorbée en partie.

Au bout d'un mois, l'enfant, complétement rétabli quant à l'inflammation, rentra à sa pension, où il continua ses études.

Au commencement de cette année, sa mère me le ramena, m'annonçant avec joie que la vision commençait à revenir dans l'œil, siége de l'accident. En effet, je m'en assurai immédiatement, en présentant à l'enfant une clef, une plume et une pièce de monnaie qu'il reconnut sans hésiter. L'état de l'œil s'était d'ail-

leurs avantageusement modifié ; l'espace pupillaire était assez rétréci, pour ne pas offrir
une grande différence avec la pupille de l'œil
sain ; effet résultant, sans doute, du retrait du
tissu cicatriciel ; la moitié inférieure seule de
la capsule était encore grisâtre, et à la partie
supérieure on apercevait la pupille d'un beau
noir.

J'ai revu l'enfant, il y a trois mois environ ;
il n'existe plus de trace de cataracte, et il commence à lire les gros caractères, même sans
verres convexes.

Ainsi, déchirure de l'iris, de la capsule et de
la cornée ; plaie maintenue béante par un corps
étranger pendant trois jours, et cependant guérison presque inespérée ; il est impossible de
rencontrer un accident plus grave terminé
d'une manière plus heureuse.

NEUVIÈME FAIT. — Plaie de la cornée, de l'iris et de la
capsule cristalline ; — cataracte.

M. Théodore B..., âgé de vingt-trois ans, demeurant rue Neuve-des-Petits-Champs, n° 60,
se présenta à ma consultation le 7 août de cette
année ; il venait de se frapper l'œil droit avec
un tire-crin, dont il fait usage dans son état de

tapissier, et avait immédiatement senti sa joue
« inondée de larmes; » c'était l'humeur aqueuse
et non des larmes, ainsi que je le constatai en
écartant les paupières. On aperçoit, à la partie
inférieure, la plaie faite à la cornée par l'instrument piquant. Cette membrane est affaissée
sur elle-même, comme à la suite d'une opération de cataracte par extraction, et une portion
de l'iris est engagée dans la plaie; je fais rentrer aussitôt cette petite hernie. Le malade
appliquera quinze sangsues derrière l'oreille,
prendra un pédiluve, maintiendra des compresses d'eau glacée sur l'œil, et fera diète.

Le lendemain, l'amélioration est assez notable; la chambre antérieure est remplie; la
plaie se cicatrise, la pupille paraît convenablement dilatée, et permet de suivre le trajet du
tire-crin au moment de l'accident. Pénétrant de
bas en haut, il a labouré légèrement la face
antérieure de l'iris; puis s'introduisant dans
l'espace pupillaire, il a effleuré la capsule antérieure; les traces existent de manière à ne pas
s'y tromper, indiquées par une traînée inflam-
matoire presque linéaire qui occupe les membranes dont il vient d'être parlé.

Le malade, très-nerveux et pusillanime, redoute néanmoins que son œil ne vienne à se vider; comme il est très-intelligent, je lui explique pourquoi ce résultat n'est plus à craindre; mais je suis obligé de lui donner d'autres sujets d'inquiétude : comme c'est un jeune homme, seul et peu disposé à se soigner, je lui fais comprendre que sans un traitement énergique, la pupille est menacée d'atrésie par suite d'iritis, et que cette mauvaise chance écartée, il reste encore la crainte d'une capsulite traumatique.

Je prescris une nouvelle application de quinze sangsues, un purgatif, des pilules de calomel, associées à l'opium et à la belladone, et des frictions avec la pommade d'onguent napolitain et d'extrait de belladone. Les compresses d'eau froide devront toujours être maintenues sur l'œil.

Le 9, le malade paraît très-satisfait; la pupille, dilatée sous l'influence de la belladone, rend la vision moins obscure et me fait espérer que l'iritis sera enrayée. Cependant, la capsule prend une teinte uniforme d'un blanc grisâtre, je crois devoir insister sur une nouvelle application de sangsues, compresses glacées, pilules et frictions ut supra.

Malheureusement, M. Th. B... ne tient pas compte de mes avertissements, les sangsues n'ont pas été appliquées, et, le 11 avril, il arrive se plaignant de douleurs atroces à la tempe et au-dessus du sourcil ; l'inspection de l'œil me montre la pupille déformée, l'iris changée de couleur, la capsule entièrement blanche et un hypopion occupant un certain espace de la chambre antérieure ; la photophobie est très-intense : revenir à une application de vingt sangsues, réitérer la purgation, continuer l'usage des pilules, faire trois frictions par jour avec la pommade d'onguent napolitain et d'extrait de belladone, tenir constamment sur l'œil des compresses imbibées d'eau végéto-minérale.

L'usage de ces trois derniers moyens a été employé sans interruption pendant quinze jours ; l'hypopion était résorbé ; les douleurs avaient cessé ; l'inflammation s'était beaucoup amoindrie, mais la capsule était adhérente à l'iris. Je permis au malade d'aller à la campagne, l'engageant à persévérer dans le traitement. Au bout de trois semaines, il revint avec tous les symptômes d'une violente iritis ; je prescrivis un vésicatoire et l'usage du calomel jusqu'à salivation. Quinze jours après, je reçus

une dernière visite de M. Th. B...; il me dit que
les douleurs avaient cédé rapidement à l'usage
du calomel, et qu'elles n'avaient plus reparu.
L'œil n'offre plus aucune trace de rougeur in-
flammatoire; la plaie de la cornée n'est indiquée que par un léger point de cicatrice; mais
le malade est borgne, par suite de quelques
adhérences de la capsule opaque à la cornée.

Cet insuccès m'a vivement préoccupé, et
assurément cette observation est bien digne de
fixer l'attention du praticien, tant sur le traitement employé que sur celui qui aurait pu
l'être.

En effet, vingt-quatre heures après l'accident, la pupille est convenablement dilatée; la
capsule n'offre qu'une légère érosion; quarante-
huit heures s'écoulent, et la pupille, sous l'influence de la belladone, augmente de diamètre;
à coup sûr, j'étais bien fondé à ne plus rien redouter du côté de l'iris, il suffisait de conso-
lider, par les mêmes moyens, le résultat heureux que nous avions obtenu. Mais, malgré mes
instances, le malade arrête le traitement, et,
quand nous y revenons, je suis impuissant à
combattre l'iritis, je vois, pour ainsi dire, sous
mes yeux, l'iris se rapprocher de la capsule,

et je ne puis m'opposer médicalement aux adhérences entre ces membranes.

Dès le cinquième jour, aussitôt que je fus convaincu de la marche de l'iritis et de l'impossibilité de dilater de nouveau la pupille, je songeai à débrider la plaie de la cornée, et aller chercher la capsule à l'aide d'une curette ou de petites pinces; mais le malade était un jeune homme éloigné de ses parents; mais je ne connaissais aucun exemple analogue, et, après tout, je n'avais pas la certitude mathématique que l'inflammation capsulo-iritique dût persister; j'attendis donc; plus tard, il fut trop tard, et j'annonçai au malade que la vision ne pourrait lui être rendue que par une opération.

Aujourd'hui, après y avoir mûrement réfléchi, je n'hésiterais pas, dans un cas analogue, à extraire la capsule; la plaie de la cornée, en effet, ne peut se mettre en parallèle avec la gravité des accidents évités par l'extraction de la capsule; et l'on se débarrasserait ainsi de la complication la plus fâcheuse, l'union de la capsule à l'iris par suite d'une inflammation adhésive.

Je livre ces réflexions à l'attention de mes

confrères, et je serais heureux que mon opinion fût partagée.

DIXIÈME FAIT. — Corps étranger de l'œil simulant une névralgie intermittente.

Le 30 mai 1853, je fus appelé auprès de Mme G..., rue Neuve-des-Martyrs, n° 1. Cette dame était atteinte de violentes douleurs du globe oculaire, accompagnées du larmoiement qui se remarque dans les névralgies sus-orbitaires. La cornée paraissait nette dans toute son étendue ; il existait un cercle radié sur la sclérotique, cercle que l'on avait considéré à tort, il y a quelques années, comme un indice d'ophthalmie rhumatismale. Les douleurs dataient de deux jours, s'étaient manifestées le matin, et avaient cédé au bout de quelques heures, pour se reproduire et disparaître de la même manière le lendemain. La veille de l'apparition des douleurs, la malade avait été au spectacle, et attribuait ses souffrances à un courant d'air auquel la loge qu'elle occupait avait été exposée.

Je crus avoir affaire à une névralgie oculaire, et je conseillai le sulfate de quinine à l'intérieur, et des frictions sur le front et la tempe à l'aide du chloroforme. Des compresses imbibées d'eau froide furent maintenues sur l'œil. Le 31 mai, le 1er et le 2 juin, les douleurs reparurent le matin à la même heure, bien que j'eusse élevé progressivement la dose de sulfate de quinine.

Ce même jour, le 2 juin, la malade, que je n'avais vue qu'au lit, dans une chambre où la lumière était peu intense, me reçut dans un salon éclairé par trois fenêtres. J'étais très-préoccupé de l'inefficacité du sulfate de quinine, quand, à travers les rideaux, j'aperçus une cage suspendue au balcon. Ce me fut un trait de lumière; je plaçai la malade au grand jour, et, après plusieurs recherches infructueuses, je constatai la présence sur la cornée d'une petite tache, faite comme avec la pointe d'une aiguille. J'enlevai à l'instant cette petite opacité, qui n'était autre qu'un corps étranger, un fragment imperceptible de millet, probablement, car son extrême ténuité ne pouvait le faire reconnaître exactement.

J'annonçai à la malade que sa névralgie avait disparu, et que le lendemain ce serait elle qui viendrait me voir. En la quittant, je me rendis à la Société de médecine pratique, où je communiquai à mes collègues et le fait et mon pronostic, qui fut trouvé quelque peu hasardé, eu égard à l'intermittence. Le lendemain, la malade vint à ma consultation : la névralgie n'avait pas reparu et ne s'est plus montrée depuis.

Assurément, l'intermittence bien caractérisée des douleurs oculaires éloignait toute idée de corps étranger, et la ténuité de ce corps aidait à l'erreur de diagnostic. Mais comment concevoir cette intermittence ? Voici, selon nous, la seule explication rationnelle qu'on en puisse donner : Le matin, en s'éveillant, la malade éprouvait de violentes douleurs causées par le frottement des paupières sur le petit corps étranger, dont les aspérités irritaient la cornée; un épiphora survenait, et le corps étranger se gonflant à mesure qu'il s'imbibait, finissait par se ramollir, et n'avait plus avec la cornée qu'un contact inoffensif jusqu'à la fin du jour; les mêmes phénomènes se reproduisaient le lendemain.

Quoiqu'il en soit, je pense que c'est un fait inconnu jusqu'ici, qu'un corps étranger simulant une névralgie intermittente.

CHAPITRE XIV.

DE LA CATARACTE.

La fréquence de la cataracte, les idées erronées qui ont cours depuis des siècles dans le public, au sujet de cette maladie, les efforts sans cesse renouvelés d'effrontés charlatans qui promettent de la guérir sáns opération, m'ont déterminé à consacrer un chapitre de cet ouvrage aux différentes opacités de l'appareil cristallin, dont l'étude serait plus à sa place dans un traité de pathologie oculaire, si je ne croyais devoir tenir compte des motifs qui viennent d'être énumérés.

C'est une chose vraiment singulière que depuis Oribaze jusqu'à Maître-Jan, les hommes de l'art aient ignoré le siége de la cataracte, qu'ils guérissaient pourtant.

Les anciens croyaient que la cataracte était formée par la condensation des parties les plus visqueuses de l'humeur aqueuse entre l'iris et le cristallin ; c'était l'opinion admise. Plus tard, quelques chirurgiens, considérant le cristallin comme composé de plusieurs petites pellicules appliquées les unes sur les autres, supposèrent que l'opacité était constituée par l'une de ces pellicules détachée de la masse lenticulaire.

C'est à Maître-Jan qu'était réservé l'honneur d'observer le premier, et de prouver, à l'aide de pièces pathologiques, que le cristallin lui-même est le siége du mal.

La théorie nouvelle de cet oculiste suscita à l'Académie royale des sciences une vive discussion, à laquelle prirent part Antoine et de La Hire, soutenant, le premier la découverte de Maître-Jan, le second les opinions généralement reçues. Enfin, quand Lapeyronie et Morand eurent convaincu les académiciens, en mettant sous leurs yeux des cristallins et des capsules opaques provenant de cataractes, il fut reconnu que les anciens avaient tort, et que le cristallin, comme l'avait démontré Kœpler, n'est pas absolument nécessaire pour voir, mais seulement pour mieux voir. Ce dernier fait se trouve constaté et décrit par un médecin d'Amsterdam, Plempius, qui, dans son Ophthalmographie, s'exprime en ces termes : « Dicamne vero etiam omnibus inopinatum

quidpiam? aio enim vero cristallinum non no-
biliori in oculo fungi officio, quam aqueum. Et
exempto cristallino, oppletoque loco ab humore
vitreo visionem nihilominus celebratum iri :
verum non tam distincte quam nunc : confusa
enim esset in retiformi pictura, nisi alio situ,
quam quem nunc obtinet, retiformis locaretur. »
Croirait-on qu'après avoir exposé cette vérité,
l'auteur se soit laissé devancer par Maître-Jan?

Je ne sais si Plempius avait connaissance des
travaux de Kœpler, qui, en 1604, prouva que
le cristallin ne pouvait être le siége de la vision
par cela même qu'il est transparent, et que sa
fonction est celle d'une lentille destinée à rassembler au fond de l'œil les rayons lumineux.
Il paraît assez extraordinaire que Maître-Jan
lui-même n'en ait pas fait mention.

Aujourd'hui qu'il est parfaitement reconnu
que la cataracte consiste dans l'opacité partielle ou totale de l'appareil du cristallin, il
semble que tous les chirurgiens devraient être
d'accord pour définir cette maladie. Et cependant il n'en est pas ainsi. M. Velpeau, par
exemple, la considère comme une opacité
contre nature d'un des milieux transparents de
l'œil, que traversent habituellement les rayons

lumineux pour arriver sur la rétine. Avec la meilleure volonté du monde, je ne crois pas que l'état actuel de la science réclame une même dénomination pour des maladies qui n'ont aucune ressemblance : l'opacité du corps vitré n'a point de rapport avec l'opacité de l'humeur aqueuse, et celles-ci diffèrent complétement des opacités capsulaire et cristalline. On abaisse, on broie, ou l'on extrait une cataracte, et il n'est venu à la pensée de personne, que je sache, d'abaisser, de broyer ou d'extraire la masse du corps vitré.

Je ne puis admettre davantage, avec M. Mackensie, que par cataracte on entende une opacité située entre l'humeur vitrée et la pupille. A ce compte, les épanchements de pus ou de sang, situés dans la chambre postérieure, et les fausses membranes iritiques seraient des cataractes. Le sens que je donne à cette définition est beaucoup plus restreint et, je crois, plus juste.

La cataracte, de κατταρρασσω, je trouble; γλανκωμα d'Hippocrate ; υποκυμα de Galien, suffusio de Celse ; gutta opaca des Arabes ; caligo lentis de Cullen ; der grave staar des Allemands, consiste dans l'opacité partielle ou complète de la capsule cristalline, du cristallin ou de l'humeur dans laquelle il nage, ces diverses parties étant susceptibles d'être altérées isolément ou à la fois.

Je dis que l'opacité peut être complète, et je le dis avec intention, parce que presque tous les auteurs, et entre autres MM. Mackensie et Lawrence, admettent que la cataracte n'empêche jamais le malade de distinguer le jour de la nuit ; ce qui fait que si la cécité est absolue, on se croit fondé à supposer une autre lésion ajoutée à celle du cristallin, une amaurose, par exemple. Il est de la plus haute importance de signaler cette erreur. En effet, l'opération sera indiquée ou contre-indiquée, suivant que la cataracte existera isolément ou se compliquera d'une amaurose. J'insiste donc pour que l'on n'oublie point que l'altération de l'appareil du cristallin suffit, dans quelques cas, pour plonger le malade dans un aveuglement total.

Quelle est la nature de cette opacité, ou en d'autre termes, de quelle façon agissent les causes qui la produisent ? La réponse de Sanson à cette question n'est pas encourageante : « Nous sommes à cet égard, a-t-il dit, dans une ignorance complète, et dans laquelle nous resterons probablement toujours. » Ce n'est pourtant pas faute de chercher à expliquer ce phénomène, car il a donné naissance à une foule de théories que le lecteur ne sera peut-être pas fâché de rencontrer ici.

On sait déjà quelle a été l'opinion de nos devanciers, depuis Oribase jusqu'au XVII⁰ siècle, et il est extraordinaire que durant une si longue période, les idées d'Hippocrate, de Galien et d'Oribase lui-même, qui avaient reconnu le siége de la cataracte, soient tombées dans l'oubli. Maître-Jan, qui fut le premier à rentrer dans la voie de la vérité, estimait que la cause des cataractes « était une sérosité acide et mordicante qui pénétrait la substance cristalline sans détruire les conduits nourriciers. » De Saint-Yves, auquel n'échappa point la distinction des opacités membraneuses et cristallines, les croyait dues à un dépôt d'une matière de nature purulente. Une opinion qui compte bon nombre de partisans, bien qu'elle ait été diversement expliquée, est celle qui attribue la cataracte à un défaut de nutrition de l'appareil du cristallin. Ainsi Heister a admis que les vaisseaux ténus de la lentille s'oblitéraient. Cette même lentille serait nécrosée suivant

Delpech. D'un autre côté, il est certain que l'inflammation précède et occasionne souvent la cataracte.

Voilà donc que l'afflux du sang et l'inflammation sembleraient conduire au même résultat que la privation de nutrition. Que penser de pareilles contradictions? Faut-il, s'en tenant à la conclusion de Sanson, se résoudre à demeurer dans une ignorance complète? Non; bien que je ne veuille rien abandonner à l'hypothèse, et que je tienne à être avant tout praticien, je tenterai de donner une explication qui me semble d'ailleurs entièrement d'accord avec les faits.

La cataracte, ainsi que nous le verrons à l'étude des causes, affecte surtout les vieillards; il est même constant que, passé soixante ans, on constate fort ordinairement une teinte métallique derrière la pupille. Si cette affection était bornée exclusivement à la vieillesse, nous serions bien forcé de reconnaître qu'elle provient d'un défaut de nutrition; mais il n'en est pas ainsi : la cataracte se manifeste chez les adultes, et elle est souvent congénitale. Cette dernière, aujourd'hui le fait est hors de doute, affecte toujours la capsule; c'est pourquoi ceux qui en sont atteints peuvent souvent se conduire seuls et reconnaître la forme de quelques gros objets.

Actuellement, le cristallin et son enveloppe sont-ils susceptibles de s'enflammer? Quant à la membrane cristalline, tous les chirurgiens sont d'accord pour admettre une capsulite; mais en existe-t-il un seul qui ait pu prouver l'existence de la phakite? La dénomination a été créée, il est vrai, et ce n'est jamais cela qui manque en ophthalmologie; mais, en bonne pratique, on ne saurait admettre l'inflammation du cristallin. D'où il suit que la cataracte provient de deux manières :

1° Par défaut de nutrition : c'est celle qui affecte surtout les vieillards; les vaisseaux qui viennent du corps et du cercle ciliaire s'oblitèrent peu à peu, le cristallin ne fait plus que végéter, et finit, après un plus ou moins long laps de temps, par être frappé de mort.

2° Par une inflammation qui, ayant son siége dans la capsule, n'a pu se terminer par résolution : c'est la cataracte des enfants et des adultes. On conçoit que cet état pathologique enrayant la nutrition du cristallin, celui-ci ne puisse se soustraire plus tard à l'opacité qui , chez lui, n'arrivera que secondairement.

En résumé, j'admets deux maladies de nature différente, bien que produisant le même résultat et exigeant la même opération : l'une est une inflammation, l'autre est un affaiblissement graduel.

Ce n'est certes pas sans raison que les auteurs se sont occupés de l'influence de l'âge et des diverses professions, dans l'étude des causes qui, de près ou de loin, agissent en troublant la transparence de l'appareil du cristallin. Le sexe, la constitution, le climat, ont été aussi tour à tour l'objet des recherches et des travaux statistiques. Je m'abstiendrai pourtant de citer des chiffres ; dans la maladie qui nous occupe, il faudrait présenter des masses d'observations pour obtenir un résultat de quelque utilité. Pour ce qui est des professions ; les forgerons, les serruriers, les souffleurs de verre, les cuisiniers, en un mot tous ceux qui travaillent exposés à un feu ardent, sont plus sujets que d'autres à être atteints de cataracte ; mais la remarque a été faite surtout pour les cultivateurs, qui passent des journées entières la tête baissée vers la terre chauffée par les rayons du soleil. Il en est de même des personnes qui font un usage continuel des microscopes, lentilles, etc.

Suivant Beer, cette affection se montrerait de préférence chez les individus dont les travaux exigent que le corps soit assis , de façon à comprimer le ventre, et à déterminer l'afflux du sang vers la tête. Il est constant que la cataracte atteint surtout les vieillards ; je ne suis pas aussi certain que les hommes y soient plus exposés que les femmes, ainsi qu'on l'a dit. On a prétendu aussi que le Nord y prédisposait plus que le Midi ; à côté de cette assertion s'en trouve une autre, attribuant au voisinage des volcans, la fréquence des opacités qui se remarquent dans la Sicile et le royaume de Naples.

Est-il vrai que la cataracte s'observe d'ordinaire chez des individus à tempérament robuste, d'une bonne santé, mais rhumatisants ? M. Mackensie se prononce pour l'affirmative ; je ne puis que faire remarquer, une fois de plus, l'étrange abus qu'on a fait du rhumatisme en ophthalmologie. Le même auteur a observé trois fois la cataracte chez des personnes âgées de dix-huit à vingt-cinq ans, et atteintes de diabétès sucré. Ce chirurgien croit aussi que l'appareil du cristallin peut perdre sa transparence à la suite d'applications soudaines du froid aux extrémités, dans le but d'arrêter la menstruation, par exemple.

Il est plus facile d'expliquer l'action des vapeurs irritantes et des inflammations internes de l'œil, des lésions traumatiques et des contusions de cet organe. On a attribué une certaine influence à l'état scrofuleux et à l'infection syphilitique. On ne saurait nier aussi l'action des affections morales tristes. Je ne parlerai pas d'une foule de causes que les auteurs ont rangées parmi celles qui peuvent produire la cataracte ; un grand nombre n'ont réellement aucun rapport avec le sujet qui nous occupe ; mais il en est une que je ne saurais oublier de mentionner en terminant, c'est l'hérédité ; tous les chirurgiens qui se sont occupés d'ophthalmologie sont d'accord à ce sujet. Il sera facile d'en trouver des exemples dans les ouvrages de Carron du Villards, Deshayes-Gendron, Janin, Mackensie, Maître-Jan, Petit (de Lyon), Richter, Sanson, Wardrop, etc.

Si la cataracte se présentait toujours sous l'aspect d'une tache blanche occupant la marge pupillaire, il serait facile de la reconnaître à première vue ; mais il n'en est pas ainsi : elle varie singulièrement sous le triple rapport de la couleur, de la marche et du développement. Les impressions éprouvées par le malade ont, au contraire, une grande uniformité ; on les a réunies sous la dénomination de signes sub-jectifs. En général, lorsque nous sommes con-sultés pour des yeux atteints de cataracte, nous apprenons que depuis un temps plus ou moins long, quelques mois, quelques années, la vue, qui d'abord éprouvait un sentiment de gêne, est devenue de plus en plus difficile ; un léger brouillard, un peu de fumée, s'est interposé entre l'œil et les objets extérieurs. Ce nuage a fini par prendre la consistance d'un rideau de gaze qui permet à peine de distinguer un en-semble, sans pouvoir en saisir les détails. Les malades s'aperçoivent aussi le plus souvent que la vision s'opère plus facilement de côté que de face ; au crépuscule et dans les journées sombres que par une lumière vive. La flamme des bou-gies cesse d'apparaître aussi brillante que de coutume, mais augmente singulièrement de diamètre et semble entourée d'une large au-réole.

En même temps que la vue se trouble, les

malades éprouvent la sensation de petits corps qu'ils supposent placés devant leurs yeux, et qu'ils comparent tantôt à des mouches, tantôt à des stries rubanées, ou bien à des zigzags, ou à des cheveux. Persuadés d'abord que ce phénomène existe hors d'eux et non pas en eux, ils vous disent qu'ils ont fait couper leurs cheveux ou ont changé d'habitation. Ces petits corpuscules, qu'on a appelés à tort mouches volantes, sont toujours placés dans la même direction relativement à l'axe de l'œil. Les mêmes sensations se retrouvent chez les personnes atteintes d'amaurose, de sorte que le chirurgien serait fort embarrassé, dans le diagnostic d'une cataracte commençante, si tous les doutes n'étaient levés à l'aide de l'expérience des trois lumières de Sanson, phénomène que j'expliquerai tout à l'heure.

Tels sont la plupart du temps les signes subjectifs de la cataracte ; et il n'est pas indifférent de savoir qu'ils se développent presque toujours sans douleur, contrairement à ce qui se passe chez les amaurotiques.

Il semble que les signes objectifs devraient se tirer exclusivement de l'examen de la marge pupillaire ; c'est en effet dans cet espace qu'ont lieu les modifications qui servent à constater la cataracte ; cependant, il existe d'autres indications qu'on aurait tort de négliger. Ainsi, les aveugles par amaurose présentent un facies qui leur est propre : ils marchent la tête renversée en arrière, leur physionomie est immobile, leur regard présente un air de stupeur et d'hébétude qui a quelque analogie avec les yeux d'émail des figures de cire. Il n'en est pas de même des aveugles par cataracte : leur habitude extérieure n'a pas changé ; le visage conserve sa mobilité, les yeux, par instinct, se dirigent vers la lumière qu'ils peuvent encore, le plus souvent, distinguer des ténèbres ; le globe de l'œil a gardé son volume ; l'iris jouit ordinairement de toute sa contractilité, si ce n'est dans certains cas dont il sera parlé. Quant à l'espace pupillaire, à sa couleur noire habituelle a succédé une teinte dont la coloration, tantôt d'un blanc nacré ou opalin, tire souvent sur le gris et le jaune-ambré ; parfois cet espace est roussâtre, brun, et même, bien que cela soit encore contesté, la marge pupillaire conserve sa couleur normale, lorsque la cataracte est noire.

Le changement de couleur n'est pas le seul signe que fournisse la pupille. Alors que l'opacité est complète, ou à peu près, on distingue aisément deux cercles foncés qui se détachent sur la capsule blanche : le premier de ces cercles est formé par le bord libre du feuillet postérieur de l'iris ; le second consiste dans une ombre que projette ce diaphragme, ombre indiquant la distance qui existe entre l'iris et l'appareil du cristallin. On conçoit que ces anneaux noirs soient susceptibles d'être modifiés par les mouvements de l'iris.

Les signes que je viens d'énumérer ne sauraient suffire pour asseoir sûrement un diagnostic. Il est des altérations morbides de l'œil qui offrent, avec la cataracte, une grande analogie de symptômes. Ainsi, l'amaurose peut présenter parfois un aspect blanc-jaunâtre derrière la pupille. Le glaucome se trouve dans le même cas. La marge pupillaire peut être noire dans la cataracte et dans l'amaurose. La pupille peut être dilatée, resserrée, déformée, sans qu'il soit possible de se prononcer avec certitude. Mais, outre le glaucome et l'amaurose, il existe des altérations qu'il faut se garder de confondre avec l'opacité de l'appareil du cristallin : je veux parler des cataractes fausses. On distinguera facilement la cataracte fausse

membraneuse, ou produit iritique, à ce que
cette opacité n'est pas située derrière la pupille,
mais dans son ouverture même ou au devant ;
l'iris adhérent est tiraillé, et les parties qui sont
libres sont comme déchiquetées. La cataracte
fausse purulente est la suite d'un hypopion ; il
ne s'agit plus dans ce cas d'une fausse membrane, mais de flocons ou grumeaux formés
par le pus qui n'a pu être résorbé ; l'iris, auquel
ces grumeaux adhèrent, est le plus souvent
immobile. La cataracte fausse sanguine, ou
hématique, résulte d'un hypohaïma ; sa formation est de même nature que la précédente ; la
partie séreuse du sang a été absorbée, et a fait
place à un petit caillot fibrineux, qui se présente sous forme de grappe ou de granulations
rougeâtres. Enfin, la cataracte fausse pigmen-
teuse consiste dans des adhérences qui unissent à la capsule des portions de la membrane
mince qui retient le pigment noir sur la face
postérieure de l'iris. C'est à Sanson que nous
devons le procédé à l'aide duquel la cataracte
ne sera jamais méconnue. On ne lira peut-être
pas sans intérêt la note relative à cette découverte, telle que je l'ai remise à l'Institut, il y
a dix ans :

« Depuis la publication du mémoire que j'ai eu l'honneur d'adresser à l'Académie des sciences, relativement à une cataracte noire dont j'ai pratiqué l'abaissement, plusieurs de mes confrères sont venus me trouver pour avoir des explications, tant sur ce sujet que sur la manière d'observer et d'utiliser, dans la pratique, les trois images de la bougie reflétées dans l'œil. Tout ce que j'ai appris dans cette occasion m'a prouvé que la découverte de Sanson était loin d'être connue et appréciée, et je n'ai pas cru devoir garder le silence.

« Le professeur Sanson commença à observer en 1836, et signala à sa clinique en 1837, que, lorsqu'au-devant de l'œil d'un amaurotique dont la pupille a été dilatée, on présente une bougie, l'on distingue toujours trois images de la flamme, se succédant d'avant en arrière : la première, l'antérieure, la plus vive, est droite ; la seconde, ou moyenne, plus pâle, est renversée ; et la troisième, ou postérieure, la plus pâle des trois, est droite comme la première. Deux élèves de Sanson, MM. Bardinet et Pigné, expliquèrent ce phénomène à l'aide d'expériences sur des verres de montre, tandis que le maître, de son côté, faisait construire en verre les pièces dont se compose l'appareil de la vision, et imitait, jusqu'à un certain point, les divers degrés de cataractes ; je possède cette boîte , dont plusieurs de mes confrères ont pu étudier le curieux travail. Sanson et ses élèves arrivèrent aux mêmes résultats ; voici ce qu'ils constatèrent : L'image droite antérieure est produite par la cornée ; la moyenne, renversée, par le segment postérieur de la capsule cristalline ; la droite postérieure, par le segment antérieur. L'opacité de la cornée détruit les trois images ; l'opacité de la capsule antérieure fait disparaître les deux images postérieures ; l'opacité de la capsule postérieure empêche la production de l'image renversée. En d'autres termes , dans la cataracte capsulaire, on ne voit pas de lumière moyenne ou renversée ; dans la cataracte capsulaire antérieure, la lumière antérieure droite est seule visible, de même pour la cataracte capsulolenticulaire. Les expériences de M. Pasquet, jointes à celles-ci, confirmèrent cette conclusion : qu'une cataracte, même commençante, peut toujours être distinguée de l'amaurose et du glaucome.

« Comme on le voit, cette découverte des

trois lumières était destinée à rendre de grands services à l'ophthalmologie; il semblait que ce moyen de diagnostic dût être de la plus grande utilité, car la pratique étendue du professeur Sanson lui fournit souvent l'occasion de vérifier les résultats de ses premières expérimentations. Comment donc se fait-il qu'aujourd'hui ce moyen soit à peine employé, je dirai presque oublié? Je crois que les difficultés qu'il présente au chirurgien qui n'en a pas l'habitude, rebutent pour l'ordinaire, et que plusieurs tentatives infructueuses ne sont pas suivies de nouveaux essais. Il faut bien qu'il en soit ainsi, puisque j'ai entendu dire à un chef de l'ancienne clinique ophthalmologique de la Pitié, qu'il avait perdu beaucoup de sa confiance dans l'emploi de la bougie, parce que nombre de fois elle l'avait induit en erreur. Plusieurs praticiens m'ont dit s'être trouvés dans le même cas. Ces faits parlent-ils contre la découverte de Sanson? Doivent-ils la faire repousser comme un moyen infidèle? Non, assurément; ce n'est point le procédé qui a tort, c'est la manière dont on l'emploie, et c'est pourquoi quelques explications sont devenues nécessaires pour compléter le travail de MM. Bardinet et Pigné.

Puissent ces explications rendre l'usage des lumières facile à quiconque voudra s'en servir avec attention et persévérance ! Une première précaution est indispensable chaque fois que l'expérience doit être tentée : dilater la pupille. (On se rappelle que c'est sur un amaurotique que Sanson fit sa première observation.) Le champ de la pupille est, en effet, d'une étendue très-bornée ; la bougie, présentée à l'iris, a pour action de resserrer encore l'espace pupillaire, et il en résulterait qu'on serait forcé de rechercher la marche des bougies dans un cercle de 3 millimètres au plus de diamètre. Le chirurgien le plus exercé à cette expérience peut seul, et avec une peine infinie, distinguer ce qui a lieu dans un espace aussi rétréci. J'admets qu'un praticien se trouve en pareille circonstance, qu'il ne pousse pas plus loin ses recherches, les deux images moyenne et postérieure manquant, il se croira autorisé à conclure que l'œil soumis à son observation est affecté de cataracte ; il pourrait avoir tort, et plus tard, il se croira en droit de rejeter sur l'emploi des lumières l'erreur qui aura été commise, et qui ne l'aura été que parce que la pupille n'était pas préalablement dilatée. Il est donc essentiel, avant de présenter à l'œil la bougie, d'obtenir un espace pupillaire le plus large possible.

« Si je m'étends sur cette circonstance, c'est que j'ai été plusieurs fois à même de m'assurer que l'examen avait été fait sans dilatation, quoique Sanson eût indiqué cette nécessité. Chacun connaît l'action de la belladone sur l'iris : par elle, le champ de la pupille peut doubler, tripler d'étendue, et le cercle dans lequel se meuvent alors les bougies peut acquérir 7 et 8 millimètres de diamètre. Si l'on veut obtenir une dilatation immédiate ; on instillera dans l'œil quelques gouttes de l'atropine du docteur OEhler, que l'on emploiera à la dose de 5 centigrammes dans une cuillerée d'eau ; en quelques minutes la pupille est dilatée. Cette application est suivie, il est vrai, de douleur, d'injection de la conjonctive, et d'une augmentation notable dans la sécrétion des larmes ; mais la douleur est très-supportable, l'injection et l'épiphora sont de très-courte durée. Il faut bien recommander au malade de tenir les paupières parfaitemeut closes ; autrement, la liqueur, délayée par les larmes, coulerait avec elles, et l'effet n'aurait pas lieu.

« Voilà quant à la dilatation de la pupille ; un autre précepte non moins important à noter, c'est que l'examen de l'œil se fasse dans une obscurité complète, sans quoi la lumière extérieure produira sur l'œil des reflets qui tantôt pourront simuler les images de la bougie, tantôt aussi empêcher de distinguer ces mêmes images.

« La pupille étant donc élargie convenablement, le malade placé dans une chambre noire, on fait mouvoir la bougie suivant que Sanson l'a indiqué. Outre les causes qui se rattachent à l'état de la pupille et à l'action de la lumière extérieure, il en est d'autres encore qui pourraient faire supposer les trois images en défaut. Il existe deux cas de cataracte commençante dans lesquels cependant il arrive de distinguer la triple lumière ; je vais les signaler :

« 1° La cataracte est si peu intense, qu'elle consiste uniquement en un léger nuage, à travers lequel les rayons pénètrent, quoique avec peine.

« 2° L'opacité a débuté par la circonférence et n'affecte qu'un point limité de la surface du cristallin, le reste demeurant parfaitement intact.

« Le chirurgien qui a reconnu les trois lumières dans ces deux cas, a dû conclure qu'il
n'y avait pas de cataracte, et, au bout d'un certain temps, l'opacité étant devenue manifeste,
il a rejeté sur l'infidélité du procédé de Sanson
l'erreur de son diagnostic. Quoique ces deux
cas, je l'avoue, soient très-embarrassants, l'observateur peut encore ne pas se tromper. Si
l'altération consiste dans un léger nuage, les
lumières que l'on remarque ne ressemblent pas
à celles que vous voyez dans un œil sain ou
amaurotique ; l'antérieure seule est brillante et
les autres sont tellement pâles, que cette pâleur même est un avertissement, et que, réunie
aux autres signes, elle peut déterminer l'opinion du chirurgien. Si l'appareil du cristallin
n'est affecté que dans un point limité, si ce
point ne se présente pas à la bougie, vous rencontrerez toujours trois images, et cependant,
d'après votre examen, vous n'avez pu rapporter
la diminution de la vue ni à une amaurose ni à
un glaucôme ; il faut alors imprimer à l'œil des
mouvements en tous sens, et lui présenter un
objet qui suive tous ces mouvements. Quand
l'objet se trouvera dans la direction du noyau
de cataracte, il ne sera pas aperçu par le ma

lade. Placé ainsi sur la voie, le chirurgien fera
mouvoir la bougie en cet endroit, qui lui avait
échappé d'abord ; il ne verra plus qu'une ou
deux lumières, suivant que l'opacité sera antérieure ou postérieure, et il pourra alors conclure hardiment que la maladie est une cataracte. J'appelle sur ces points l'attention des
médecins peu versés dans la pratique de la
chirurgie oculaire ; c'est pour ne les avoir point
assez étudiés que des hommes même très-
exercés ont été induits en erreur.

« Je citerai à cette occasion deux observations qui se rattachent justement aux faits
que je viens d'énoncer. Dans le courant de
juin 1841, Mme la duchesse de M... vint consulter Sanson ; il était fort souffrant de la longue
et cruelle maladie qui nous l'a enlevé, il ne put
pas la recevoir et me chargea de l'examiner.
Les yeux paraissaient sains, les iris étaient
assez mobiles, les pupilles dilatées ; je trouvai
les deux lumières moyenne et postérieure à
peine perceptibles à chacun de mes essais : je
présumai, sans oser toutefois me prononcer,
qu'il s'agissait de deux cataractes ; mais, pour
plus de certitude, je conseillai d'étendre de
l'extrait de belladone sur la base des orbites,

et je remis au jour suivant un second examen,
que je fis avec Samson, à qui j'avais communiqué mon opinion. Après beaucoup de tentatives, nous aperçumes les deux images postérieures d'une pâleur remarquable, telles que je
les avais vues la veille. Sanson diagnostiqua
comme moi deux cataractes commençantes :
le temps a confirmé notre jugement. Plusieurs
chirurgiens avaient affirmé que l'appareil du
cristallin était sain. Il est juste de faire observer
que la maladie consistait en un léger trouble
nuageux qui avait échappé à des hommes peu
habitués à l'usage des lumières, ou qui, peut-
être, avaient négligé de les employer. Dans la
seconde observation, l'erreur a été commise
par un des chirurgiens les plus habitués à voir
les maladies de l'œil. C'est la même année, et
à peu près à la même époque, que Mme B...,
femme d'un membre de l'Institut, fut adressée
à Sanson : sa vue commençait à diminuer de
l'œil gauche; l'œil droit était sain. Je ne saurais dire précisément quel fut le résultat de
l'examen; nous ne vîmes la malade qu'une
seule fois, nous perdîmes le professeur Sanson
avant l'époque à laquelle il l'avait engagée à
revenir. Après la mort de mon maître, Mme B...

alla trouver M. S....., qui lui prescrivit un traitement, et écrivit en tête de l'ordonnance son diagnostic : Amaurose. Mme B... suivit pendant plusieurs mois les prescriptions de cet oculiste, et ne trouva aucun changement dans sa vue. Elle apprit alors que j'étais chargé de continuer les consultations des yeux de Sanson, et vint, au mois de décembre, me demander de l'examiner de nouveau. Comme je me disposais à regarder l'œil avec une bougie, elle me rappela que devant Sanson j'avais déjà fait cette expérience, et que j'avais cru remarquer un point « où je ne voyais rien. » Ce fut encore le résultat de mon observation ce jour-là ; je prescrivis de la belladone, et le lendemain, le cristallin me parut intact dans presque toute son étendue ; vers l'angle interne, il existait un commencement d'opacité de la capsule, opacité qui me fut alors parfaitement démontrée par l'absence des deux lumières profondes d'abord, et que je pus ensuite distinguer au jour. Je fis faire des mouvements en tous sens au globe de l'œil, et mon doigt, présenté devant le point opaque, restait inaperçu, et devenait visible pour peu que je le rapprochasse de la partie saine. En conséquence, je diagnostiquai une

cataracte capsulaire antérieure commençante ;
je dessinai la forme et la situation du point cataracté, et j'engageai Mme B..., qui est en relation avec plusieurs médecins, à montrer ce
dessin à quelques-uns de mes confrères, et à
se faire examiner par eux ; mon diagnostic a
été confirmé. Depuis, j'ai revu plusieurs fois
Mme B..., et quoique les progrès de la maladie
soient très-lents, ils permettent de distinguer
une affection qui, à son début, m'avait été signalée par le procédé de Sanson. Les indications qu'on retire de la découverte de mon
maître sont donc infaillibles, et je ne saurais
trop engager mes confrères à user de cette ressource si utile, quoique difficile parfois à employer ; bien difficile, puisque le praticien dont
je viens de parler a pu se tromper, malgré son
expérience de chaque jour. A quoi bon, ai-je
souvent entendu dire, se servir d'un moyen de
diagnostic aussi minutieux ? il est si facile de
reconnaître une cataracte ! Erreur : cela prouve,
ou que vous avez peu vu, ou que vous avez mal
vu ; tous les jours on rencontre des cristallins
à reflets métalliques annonçant l'opacité : pla-
cez en face une bougie, et les trois lumières
vous apprendront que la transparence est par-

faite. Je connais tel ancien ministre aux cristallins à l'aspect argenté, et qui n'a pas plus de
cataracte que moi. »

Nous savons déjà que la cataracte peut affecter la capsule, le cristallin, et l'humeur de
Morgagni ; la maladie une fois reconnue, est-il
possible de constater quelle partie de l'appareil
en est atteinte? Certains auteurs se sont crus
fondés à établir des divisions infinies basées sur
des signes purement imaginaires ; il me semble
qu'il vaut mieux se borner à n'admettre que
les diverses espèces dont les caractères sont
bien tranchés. Nous pouvons en médecine nous
passer, à la rigueur, de l'imagination, mais la
clarté nous est indispensable.

On reconnaît la cataracte capsulaire antérieure aux signes qui suivent :

L'opacité, d'un blanc de craie ou nacré, se
présente sous forme de stries ou de taches con-
vergentes, elle débute le plus souvent par la
circonférence, et affecte particulièrement les
jeunes sujets, bien que des chirurgiens de mérite aient émis l'opinion contraire. Le malade
n'éprouve aucun changement dans la vision
alors qu'il passe du soleil à l'obscurité, phénomène qui s'explique parfaitement. La circon-

férence capsulaire étant d'abord envahie, la dilatation pupillaire ne saurait aider la pénétration des rayons lumineux ; son resserrement se trouve également sans action, car, si rétrécie que soit la pupille, elle laissera toujours libre le centre de la capsule, qui ne participe pas encore à la lésion de la circonférence.

La cataracte capsulaire postérieure, dont la couleur et les stries sont semblables à celles de la précédente, en diffère pourtant en ce que ces stries sont profondes et présentent manifestement une disposition concave. Cette opacité est la plus rare de toutes, et on conçoit qu'elle ne puisse être diagnostiquée quand la capsule antérieure a perdu toute sa transparence.

La cataracte de Morgagni présente dans un œil au repos deux portions de cercle, dont l'une, la supérieure, est transparente, et dont l'autre, d'apparence nuageuse, renferme des flocons d'un blanc plus mat. Si l'œil exécute des mouvements, le liquide n'offre plus aucune transparence, et se trouble dans tout l'espace qu'il occupe. Cependant il arrive que l'on tente vainement de produire le nuage complet, soit en prescrivant des mouvements oculaires, soit en pressant le globe. Quoi qu'il en soit, cette espèce de cataracte a une grande tendance à se communiquer au cristallin et à sa capsule, et à acquérir un volume tel, que la capsule est distendue et chassée en avant contre l'iris qu'elle refoule.

La cataracte lenticulaire, la plus fréquente de toutes, et qui s'observe principalement chez les vieillards, est de couleur jaune ou verdâtre, ordinairement uniforme : elle débute par le centre, duquel on voit parfois des rayons qui s'étendent vers la circonférence; c'est dans cette cataracte que se remarquent surtout les deux cercles que j'ai mentionnés. Les malades qui en sont atteints distinguent mieux les objets dans un demi-jour qu'à une lumière intense; ce phénomène provient de ce que la pupille dilatée dans l'obscurité découvre la circonférence du cristallin, qui est encore intacte, tandis qu'une lumière vive resserre l'espace pupillaire et ne laisse en face de son ouverture que le noyau central cataracté.

La cataracte capsulo-lenticulaire, ou mixte, consiste dans l'opacité de tout l'appareil du cristallin; elle peut affecter le centre de cet appareil sans gagner les extrémités; elle est souvent la période la plus avancée des cataractes que nous venons de signaler, mais il lui arrive de débuter à la fois dans toutes les parties. Elle peut acquérir un énorme volume, de sorte que l'iris, refoulé, se trouve presque accolé à la cornée. On conçoit que, dans ce cas, l'ombre projetée par l'iris n'existe plus.

Ici se terminent les signes que j'ai cru devoir donner pour distinguer entre elles les cataractes ; je n'en finirais pas s'il me fallait décrire les divers caractères que certains oculistes ont assignés à une foule de variétés. Les épithètes de trabéculaires ou barrées, de pyramidales, de branlantes, de siliqueuses, etc., servent à indiquer certaines particularités qui n'ont pas assez de valeur pour nous occuper.

On a attaché aussi une grande importance à la consistance des cataractes. Suivant les auteurs, une cataracte est molle alors qu'elle est très-volumineuse et pousse l'iris en avant ; les caractères contraires indiqueraient de la dureté. Ces assertions me paraissent on ne peut plus hypothétiques ; il m'est arrivé plusieurs fois d'avoir affaire à des cataractes dures, et tellement volumineuses, que j'avais beaucoup de peine à placer mon aiguille entre la capsule et la cornée, sans courir le risque de blesser la séreuse qui revêt en arrière cette dernière membrane. Je ne pense pas davantage que l'on puisse déduire rien de positif de la marche d'une cataracte, quant à sa consistance. Cette marche, d'ailleurs, est très-variable. J'ai dit que l'opacité pouvait survenir brusquement, en quelques heures, et mettre quelquefois des mois, des années, avant de gêner la vision d'une manière notable. Pour ce qui est de la maturité des cataractes, il me semble qu'il serait difficile de se prononcer : suivant Demours, il faut deux ans environ pour que cette maturité soit complète. Il me paraît assez convenable de regarder comme mûre toute opacité qui ne permet plus au malade que de distinguer le jour d'avec la nuit.

Les différentes altérations qui viennent compliquer les cataractes, existent dans l'œil ou hors de l'œil ; elles présentent plus ou moins de gravité. Les complications les plus fâcheuses sont, sans contredit, l'amaurose, le glaucôme et l'atrophie du globe, puisque, dans ces trois cas, l'opération n'offre aucune ressource. Cependant, il ne faut pas se hâter de croire à une amaurose, parce que le malade n'aurait aucune sensation de la vision. Ainsi, M. Mackensie établit que cette affection existe si la pupille est dilatée, immobile, et si la vue est nulle. Ces signes sont loin de décider la question ; ils se rencontrent alors que la cataracte, bien que dégagée de complications, est très-volumineuse, et vient s'appuyer contre l'iris. Le même auteur considère comme très-défavorable le tremble-blement de l'iris ; néanmoins, cet état se rencontre dans des yeux parfaitement sains ; tout ce que l'on peut dire, c'est qu'il complique la tâche de l'opérateur, dont les manœuvres deviennent plus difficiles à exécuter. Il en est de même des adhérences de la capsule à l'iris. La dilution du corps vitré, plus grave que le tremblement de l'iris, accompagne parfois la cataracte, et doit rendre le chirurgien réservé dans son pronostic, bien qu'elle ne constitue pas toujours une chance d'insuccès. Les auteurs ont aussi compté au nombre des complications toutes les ophthalmies chroniques des membranes oculaires et des paupières ; on ne peut nier que ces affections n'exercent un certain degré d'influence sur la vision, mais on peut dire, en thèse générale, qu'elles ne sont pas appelées à décider la question de l'opération.

Peut-être serait-il imprudent de se prononcer de même sur les complications qui existent hors de l'œil, c'est-à-dire l'état général ; on considère habituellement le rhumatisme, les scrofules, la syphilis, comme autant d'obstacles qui nuisent au rétablissement de la vue. Si l'on veut parler de ces affections, devenues de véritables cachexies, d'accord ; dans le cas contraire, ces appréhensions ne sauraient être justifiées.

La cataracte n'a pas toujours pour dernier résultat l'abolition de la vue. Les exemples sont nombreux de malades chez lesquels cette altération, après avoir progressé pendant quelque temps, s'est tout à coup enrayée pour toujours ; mais il ne faut pas oublier que cette heureuse terminaison s'observe chez des personnes dont l'opacité est liée à un état général, et cesse quand celui-ci disparaît.

L'appareil destiné à perfectionner la vision étant devenu opaque, en partie ou en totalité, le traitement consiste à rendre à cet appareil sa transparence primitive, ou, si ce résultat est impossible, à enlever le corps opaque de la place qu'il occupe, à l'aide d'une opération. L'idée de guérir une cataracte par un traite-

ment médical remonte à l'antiquité la plus re-
culée. Cette prétention, il faut bien la nommer
ainsi, a été soutenue de tout temps par des
hommes qui ne la considéraient que comme un
marchepied pour arriver à la fortune; nous
avons même vu, de nos jours, un soi-disant
oculiste prêter, à cette occasion, le langage le
plus insultant pour le corps médical, à un chirurgien qui en fut la gloire par son talent et
par sa probité. Mais, d'un autre côté, des tentatives ont été faites avec conscience par des
hommes honorables. Je ne parlerai pas d'une
foule d'essais empiriques, parmi lesquels la
poudre de cloporte, qu'un oculiste expérimenté
a cru voir réussir ; je ne saurais m'occuper que
d'une médication rationnelle. Suivant M. Mackensie, les différents traitements médicaux à
opposer aux cataractes se réduisent à trois :
1° les antiphlogistiques ; 2° les stimulants ;
3° les révulsifs ; on peut ajouter à ces trois catégories, les narcotiques et les spécifiques.

Avant d'aller plus loin, et, du reste, sans rien
préjuger sur cette question, je crois utile de
mettre sous les yeux du lecteur les conclu-
sions de Sanson, qu'il faut toujours citer quand
il s'agit de chirurgie pratique : « En résumé,

dit-il, si nous ne regardons pas comme absolument impossibles les guérisons de la cataracte par d'autres moyens que l'opération, nous
les considérons du moins comme excessivement rares; nous sommes confirmé dans cette
opinion :

« 1° Parce que nous n'avons jamais vu guérir sans opération un seul des malades que
nous avons fait soumettre au traitement des
hommes qui exploitent cette spécialité;

« 2° Parce que, l'ayant nous-même essayé,
nous n'avons obtenu aucun résultat ;

« 3° Parce que nous ne connaissons aucune
observation authentique de guérison pareille ;

« 4° Parce qu'on a souvent pris pour des
cataractes des maladies qui n'en étaient pas ;

« 5° Enfin, parce que nous avons eu fréquemment à opérer des malades qui avaient été
donnés pour guéris. »

J'ai admis, au début de cet article, que les
cataractes se développent par défaut de nutrition et par inflammation. Je crois que cette
division tend à expliquer les guérisons que
quelques chirurgiens affirment avoir obtenues
sans opération. Il m'est impossible de concevoir qu'une médication, de quelque nature

qu'elle soit, puisse exercer une influence favorable sur des cataractes développées lentement chez les vieillards, et sans autre cause appréciable que l'âge; mais je conçois bien qu'un traitement médical énergique rétablisse la vue, alors qu'elle est altérée par une inflammation iritique ou capsulaire, que cette inflammation soit spécifique ou non. Rien ne répugne, en effet, à admettre que dans une diathèse syphilitique, où l'appareil du cristallin participe à l'état général, cet état général s'améliorant, il en soit de même de la vision. Nous avons vu aussi que l'opacité de la capsule, alors que cette membrane est enflammée, disparaît sous l'action des antiphlogistiques, des révulsifs et des mercuriaux. Je compte bon nombre de cataractes de cette nature guéries sans opération. Il me semble que le traitement médical doit se borner à ces exceptions; hors des cas de ce genre, toute tentative serait inutile, et d'ailleurs il est de ces méthodes révulsives dont l'emploi se prolonge tellement et occasionne de si violentes douleurs, qu'il y aurait avantage à préférer l'opération. C'est du moins ce qui résulte, pour moi, de l'examen de la cautérisation sincipitale, préconisée par notre honorable confrère M. le docteur Gondret ; la question de temps et de douleur est assurément en faveur de l'opération.

Lorsqu'il est bien reconnu que l'art du chirurgien peut seul rendre la vue au malade, à quel procédé opératoire convient-il d'accorder la préférence ? Cette question, qui semblerait intéresser exclusivement les opérateurs, mérite cependant d'être examinée au point de vue des gens du monde. Chacun sait aujourd'hui qu'il existe trois méthodes principales d'opérer la cataracte : le broiement, l'abaissement et l'extraction. Il arrive souvent que les malades me demandent à l'avance quel procédé j'ai l'intention d'employer. Ils ont tous trois une valeur relative ; c'est une vérité dont il faut bien se pénétrer, au lieu de dire : Je me confierai aux mains de tel ou tel, parce qu'il emploie telle ou telle méthode. Le charlatan ne manque pas d'exploiter, à cet sujet, la crédulité du public, en exaltant la supériorité de sa méthode aux dépens des autres ; mais l'oculiste consciencieux doit être également apte à l'extraction, au broiement ou à l'abaissement ; la nature seule de la cataracte est appelée à fixer le choix du procédé opératoire.

Un dernier mot pour terminer mes observations sur la cataracte. Les chirurgiens ont écrit tant de fois que le printemps est la saison la plus favorable aux opérations de la cataracte, et les malades ont répété si souvent ce vieux précepte routinier, que c'est à peine si l'on ose conseiller une opération dans une autre saison, craignant de s'exposer à faire rejeter un insuccès sur l'époque mal choisie de l'année. J'avoue que je ne comprends pas comment il se fait qu'un oculiste ne se soit pas encore levé pour protester contre une habitude si contraire au simple bon sens. Qui ne sait, en effet, que le printemps est l'époque d'une foule de maladies inflammatoires, dues à cette espèce de fermentation qui se manifeste tout aussi bien dans le règne animal que dans le règne végétal ? Aussi, retournant le précepte, je dirais presque : Ne vous faites jamais opérer au printemps, si je n'avais acquis l'expérience que les opérations de cataracte réussissent en toute saison. Cette remarque n'est pas indifférente, car il est cruel de condamner un aveugle à demeurer dans l'obscurité pendant six mois, quand il ne tient qu'au chirurgien de lui rendre à l'instant un sens, objet de tous ses vœux.

Enfin, je rappellerai à mes confrères mes travaux récents sur l'emploi de la glace à la suite des opérations de cataracte.

Sur vingt et quelques opérations pratiquées par abaissement, pas une seule fois, je n'ai eu à combattre l'inflammation consécutive.

Je me contente de mentionner ici, sans commentaires, les résultats inespérés que j'ai obtenus et que j'ai communiqués à la Société de médecine pratique ; cette thérapeutique sera le sujet d'un ouvrage spécial que je publierai prochainement.

FIN.

TABLE ANALYTIQUE

DES MATIÈRES [1].

[1] Les matières auxquelles on n'a point donné de titre parti-culier, dans cet ouvrage, sont traitées aux pages indiquées.

FIN DE LA TABLE ANALYTIQUE.

Typographie de E. et V. PENAUD frères, rue du Faub.-Montmartre, 10.

ÉTUDES SUR LES MALADIES DES YEUX

COMPRENANT

L'HYGIÈNE

DE LA VUE,

OU

CONSEILS

SUR LA CONSERVATION ET L'AMÉLIORATION DES YEUX,

S'adressant à toutes les classes de la société

et en particulier

AUX MÈRES DE FAMILLE,

Aux Hommes d'État, aux Gens de lettres

ET A TOUTES LES PERSONNES

QUI SE LIVRENT AUX TRAVAUX DE CABINET;

suivies d'un travail sur les

OPHTHALMIES TRAUMATIQUES

et d'appréciations pratiques sur

LA CATARACTE,

PAR LE DOCTEUR AL. MAGNE,

Chevalier de la Légion-d'Honneur, Médecin-Oculiste de S. A. le Prince Murat,
de S. E. le Ministre des affaires étrangères, des Crèches du département
de la Seine et du Bureau de bienfaisance du 1er arrondissement,
Professeur particulier de clinique oculaire, Vice-président de la
Société de médecine pratique, Membre correspondant de
l'Institut de Valence (Espagne), etc., etc.

DEUXIÈME ÉDITION.

Voulez-vous détruire le charlatanisme?
Ouvrez à deux battants le sanctuaire de la science

A. M.

PARIS.

<table>
<tr><td>J.-B. BAILLIÈRE,
19, RUE HAUTEFEUILLE;</td><td>VICTOR MASSON,
17, PLACE DE L'ÉCOLE-DE-MÉDECINE.</td></tr>
</table>

1854

Ouvrages et Mémoires

PUBLIÉS PAR LE MÊME AUTEUR.

— De la Cataracte pierreuse.
— De l'Amaurose ou goutte sereine.
— De la Cataracte noire.
— Des taches de la Cornée, généralement désignées sous le nom de Taies.
— Nouveau procédé pour guérir l'Entropion.
— De l'Enchantis.
— Sur les trois lumières de l'œil.
— De la Capsulite.
— Des Ophthalmies traumatiques, choix d'observations remarquables destinées à éclairer l'histoire des corps étrangers de l'œil. — In-8°, prix : 2 francs.
— De la cure radicale de la Tumeur et de la Fistule du sac lacrymal. — Un volume in-8°, prix : 3 francs 50 centimes.
— Conseils aux personnes qui ont recours à l'art de l'opticien. — Un volume in-8°, avec 35 figures gravées, prix : 3 francs 50 centimes.

Pour paraître prochainement :

— De la Choroïdite.
— De la Glace à la suite des opérations de cataracte.

Paris. — Typ. de E. et V. PENAUD frères, 10, rue du Faubourg-Montmartre.

www.ingramcontent.com/pod-product-compliance
Lightning Source LLC
Chambersburg PA
CBHW061303030726
47595CB00001B/188